ELISABETH LANGE

DEMENZ

Gelassen betreuen und pflegen

Das stärkende Hilfebuch für Betroffene und Angehörige

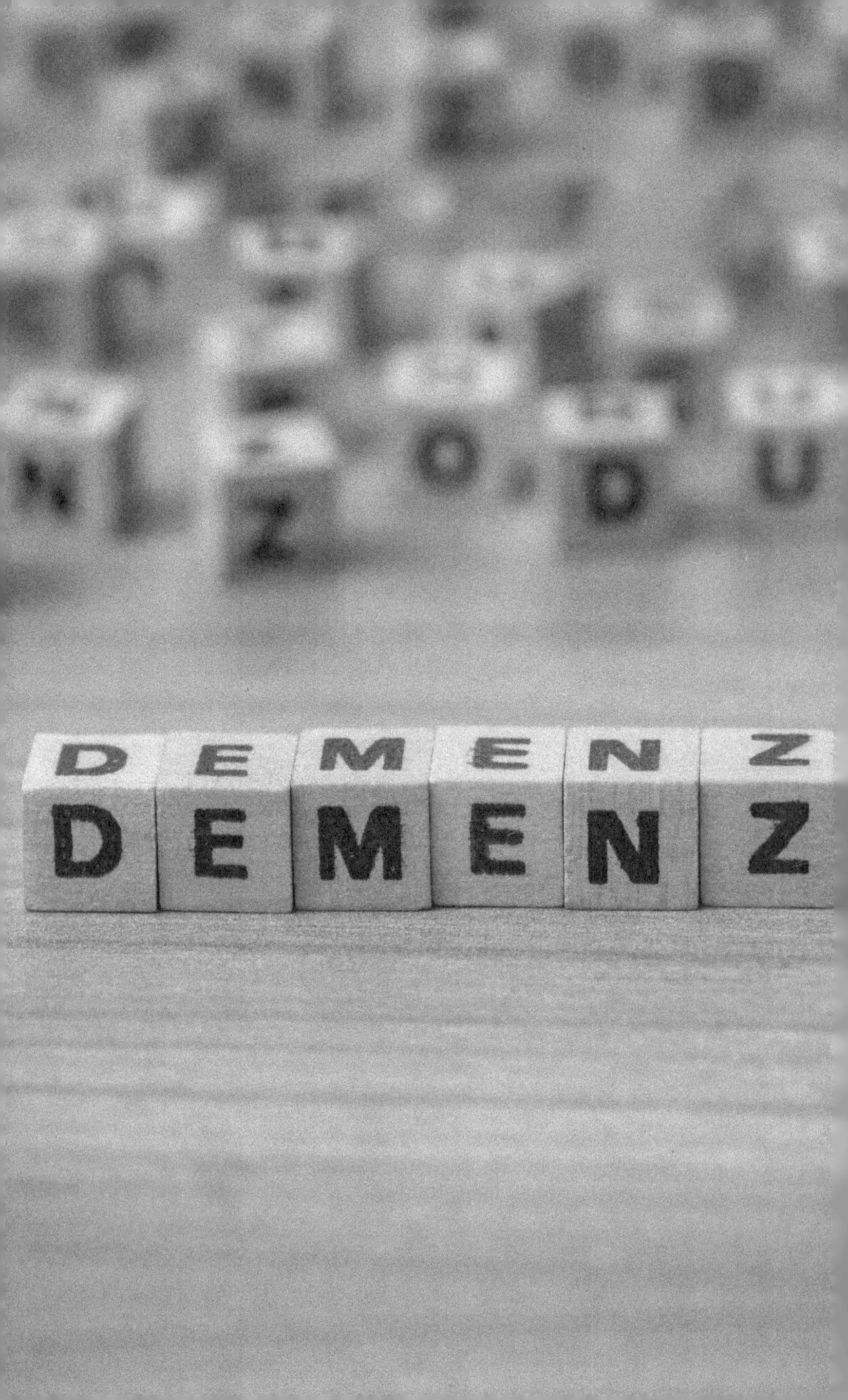
DEMENZ

VORWEG ETWAS PERSÖNLICHES

An einem Tag wie alle anderen bin ich auf dem Weg nach Hause. Plötzlich Stopp! Filmriss! Ich finde mich in einem Klinikbett wieder. Man sagt mir, dass ich nicht orientiert bin, dass ich immer dasselbe wiederhole. Jemand fragt mich nach dem Datum und wo ich wohne. Ich fühle mich ausgeliefert, gedemütigt. Wie komme ich hierher? Was ist mit mir passiert?

Die Antwort der Ärzte lautet: Commotio, Gehirnerschütterung durch einen Sturz. Mein Albtraum endet am nächsten Morgen nach einer Nacht in tiefem Schlaf. Beim Aufwachen ist mein Bewusstsein zurückgekehrt, der Kopf funktioniert wieder. Und doch sind einige Stunden für immer aus meiner Erinnerung verschwunden.

Diesen Blackout werde ich hoffentlich nie vergessen. Vor allem dann nicht, wenn ich es mit einem Menschen zu tun habe, dessen Gehirn nicht mehr perfekt funktioniert. Dann möchte ich mich daran erinnern, wie es sich anfühlt, Gedächtnislücken zu haben. Denn ich finde, wir brauchen ein neues Verständnis für Mitmenschen, die – wie es heute überall in distanziertem Medizinchinesisch heißt – an einer Demenz leiden.

»Du bist doch eigentlich Ernährungsexpertin, warum schreibst du plötzlich über Demenzpflege?«, fragten mich Freunde bei meinen Recherchen im privaten Umfeld. Vielleicht, weil ich mich noch einmal an die letzten Jahre meiner Mutter erinnern möchte und anderen von Nutzen sein könnte, es besser zu machen, als ich es damals konnte. Und weil mein Handwerk als Journalistin und Wissenschaftsautorin helfen könnte, ein nützliches Buch zu schreiben, das einen Platz findet neben all den tieftraurigen Autobiografien. Denn mit diesen Klagemauern des persönlichen Leids werden oft genug Ratschläge in die Welt gesetzt, die man nicht ungeprüft befolgen sollte.

Es gibt einen weiteren Grund: Bis heute ist der Teamgeist in der häuslichen Pflege von vergesslichen Menschen nicht sonderlich ausgeprägt. Man hat oft den Eindruck: Jeder pflegt für sich allein. Noch immer überwinden sich nur wenige, in ihrem Umfeld um Hilfe zu bitten oder die Pflege gemeinsam zu organisieren. Ich möchte versuchen, die Leserinnen und Leser dieses Buchs darin zu ermutigen.

Herzlichst grüßt Sie

Elisabeth Lange

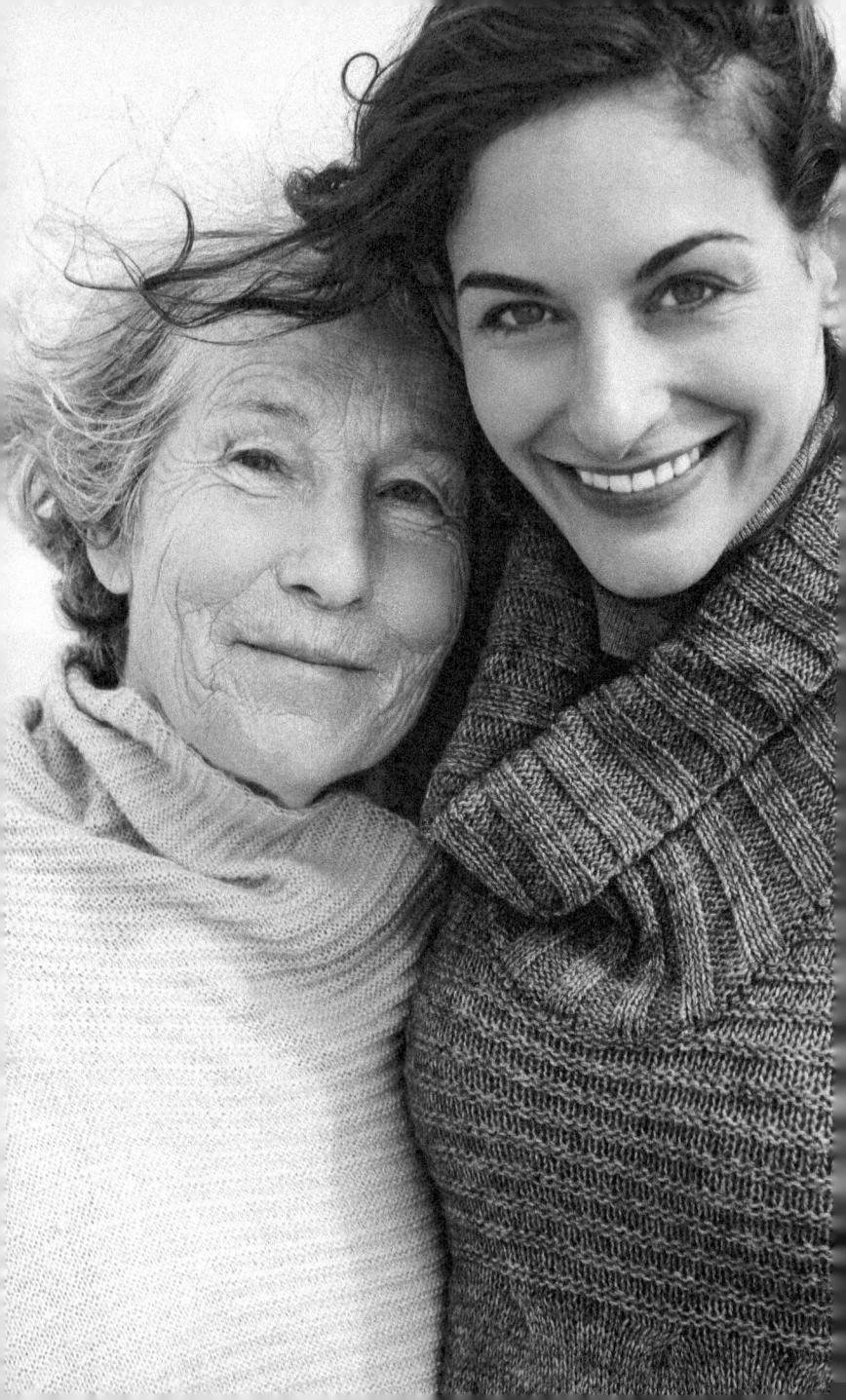

OFFENHEIT ALS WEG

Demenz, Alzheimer, Abbau der geistigen Fähigkeiten – die Worte schweben wie eine Drohung über uns, sobald wir an das Alter denken. Sich zu informieren, sich wirklich kundig zu machen, das kann dem Ganzen ein wenig von seinem Schrecken nehmen. Das gilt insbesondere, wenn wir zu Pflegenden geworden sind oder es bald werden könnten.

DAS TABU BRECHEN

Verschämt, entmutigt, überfordert – oder besser: informiert, aufgeklärt, unterstützt? Wie wir auf die Demenz blicken, kann entscheidend bestimmen, wie uns der Umgang mit vergesslichen Menschen gelingt.

Wenn Sie dieses Buch in Händen halten, sorgen Sie sich vielleicht um einen Angehörigen, der vergesslicher wird. Es könnte sein, dass Sie als Partner oder als Kind seine vertrauteste Person sind und fühlen, dass Sie bald mehr Verantwortung übernehmen müssen. Oder Sie erleben, wie ein vergesslicher Mensch für seine Angehörigen zur Herausforderung gerät. Vielleicht aber pflegen Sie ein Familienmitglied bereits seit geraumer Zeit und wollen es einfach noch besser hinkriegen. Womöglich arbeiten Sie in einem pflegenden Beruf und nehmen dieses Buch zur Hand, um die Sorgen der Angehörigen noch besser zu verstehen und den Kontakt zu ihnen leichter und hilfreicher zu gestalten.

Doch wie soll das gehen bei dieser Krankheit, die trotz gigantischer Forschungsmittel bisher nicht besiegt werden konnte? Der Umgang damit ist eine Herausforderung für uns als Gesellschaft und für jeden persönlich,

der sich damit konfrontiert sieht. Was helfen kann? Wissen! Praktisches Know-how, das den Betroffenen, ihren pflegenden Angehörigen und ihren Freunden dabei hilft, mit der Krankheit möglichst entspannt weiterzuleben. Noch immer bestimmen Klischees das Bild von Demenz und eine Menge Leute redet darüber – ohne eigene Erfahrung.

Unbestritten gehört das Aufzeigen von Missständen in der Pflegewirtschaft zu den legitimen Aufgaben der Medien. Doch es schürt auch Ängste. Denn wie soll man auf der persönlichen Ebene mit diesem enormen gesellschaftlichen Manko umgehen und die eigenen Angehörigen – oder auch sich selbst – davor schützen?

Wir lassen das Thema lieber nicht zu nah an uns heran und reden ungern darüber, wenn in unserer Umgebung ein Mensch seine Erinnerungen verliert. Denn fast immer beschleicht uns dabei der Gedanke, wir könnten irgendwann auch betroffen sein. Und dem möglichen Niedergang des eigenen Denkvermögens entgegenzusehen, das ist wahrhaftig nichts für Feiglinge.

Auch das Erleben, dass »es« einen Angehörigen, unsere Mutter, unseren Vater, unsere Schwester oder unseren Bruder, treffen könnte oder bereits getroffen hat, kann überwältigend und nur schwer zu tragen sein.

Mein Vorschlag in all dem: Versuchen wir es doch mit mehr Offenheit! Über die alltäglichen Probleme von Betreuten und Betreuern reden, das Thema nicht unter den Teppich kehren – das hilft dabei, die Krankheiten der Vergesslichkeit zu verstehen und ein wenig leichter zu nehmen.

STATISTISCH GESEHEN TRAGEN NUR KNAPP 7 PROZENT DER ÜBER 65-JÄHRIGEN EIN RISIKO, AN EINER DEMENZ ZU ERKRANKEN. NICHT JEDES »VERGESSLICH-WERDEN« IST ALSO WIRKLICH DEMENZ.

Mehr Offenheit zeigt auch: Der Alltag von Pflegebedürftigen und ihren Angehörigen sieht zum Glück anders aus, als viele Menschen denken! Die Realität präsentiert sich viel freundlicher als das triste Klischee, denn die allermeisten Familien sorgen hingebungsvoll für ihre vergesslichen Angehörigen und wachsen Tag für Tag mit ihrer Aufgabe. Gelingt sie, dann beschreiben sie die Pflege als positiv und erfüllend. Wie beherzt der Einsatz

der pflegenden Angehörigen ist, zeigt sich an vielen Stellen und bei vielen Themen dieses Buchs. Fakt ist: Die Angehörigen sind der größte Pflegedienst der Nation!

Uns Gesunden öffnet mehr Offenheit die Augen dafür, wie vielfältig die geistigen Fähigkeiten sind, die man braucht, um den Alltag zu meistern. Und nur wenn wir das innere Erleben eines vergesslichen Menschen begreifen, wenn wir also seine Welt mit seinen Augen sehen, können wir ihm richtig helfen und dabei sogar unsere eigenen Kräfte schonen. Wenn wir uns auf diese Vorstellung einlassen, könnte dies der erste Schritt zur Befreiung sein und zu einem leichten und fürsorglichen, vielleicht sogar heiteren Umgang mit den Betroffenen führen.

WERBEN UM SCHUTZ UND VERSTÄNDNIS

Zum Glück ist Deutschland ein Land des langen Lebens. Menschen um die vierzig haben im Schnitt noch vier Jahrzehnte vor sich. Dass wir heute alle älter werden können, ist ein Erfolg unserer gebildeten und wohlhabenden Gesellschaft. Wäre es da nicht an der Zeit anzuerkennen, was wir eigentlich schon wissen? Dass nämlich das Gehirn im Alter oft nicht mehr so perfekt funktioniert wie in jungen Jahren. Und dass ebenso gilt, dass sich nicht jeder ältere Mensch, der vergesslich wird, auf dem Weg in eine Demenz befindet. Wie aber sieht er aus, unser gegenwärtiger Umgang mit der Vergesslichkeit?

Schauen Sie sich doch einmal die Szene an, die in dem Kasten auf der folgenden Seite beschrieben ist. Können Sie sich in dieses Geschehen und in die Stimmung auf der Zugreise hineinversetzen? In die lastende Schwere

WAS OFFENHEIT BEWIRKT – TEIL 1

Begeben wir uns auf eine Bahnreise. Fünf Menschen steigen am Hamburger Hauptbahnhof ins gleiche Abteil des ICE nach Frankfurt. Die beiden letzten, zwei junge Männer mit großen Rucksäcken, grüßen beim Eintreten freundlich in die Runde. Von einem älteren Herrn ernten sie dafür ein Lächeln und eine einladende Handbewegung.

Zwei Frauen, elegant in Blau und Grau, der Ähnlichkeit nach zu urteilen Mutter und Tochter, sind zu beschäftigt zum Grüßen. Sie verstauen ihr Gepäck. Die Ältere setzt sich zwar für Sekunden hin, steht aber sofort wieder auf, ergreift ihre Tasche und sagt: »Wir müssen aussteigen.« Ihre Tochter bleibt sitzen, hält den Kopf gesenkt, berührt die Ältere am Arm und antwortet leise: »Nein, Mutti, wir bleiben noch.« Die Mutter setzt sich zögernd wieder hin, steht aber kurz darauf erneut auf.

Im Lauf der nächsten Stunden wiederholt sich diese Szene fast wortgleich wieder und wieder. Ansonsten herrscht im Abteil Schweigen. Gegen Ende der Fahrt wirken Mutter und Tochter erschöpft, die mitreisenden Männer atmen erlöst auf, als sie das Abteil verlassen.

des Schweigens? Das Verschämte und Demütigende? Was alle fünf Reisenden in dem ICE-Abteil bedrückt, ist ein Tabu. Verhält sich jemand ungewöhnlich und versteht nicht, was sich gerade um ihn herum abspielt, sehen viele von uns lieber weg. Wir halten es sogar für höflich, so zu tun, als hätten wir überhaupt nichts bemerkt.

In unserem Beispiel leidet die Tochter stumm, weil sie zu wissen glaubt, wie die anderen Anwesenden über die Erkrankte denken. Ihre altersverwirrte Mutter ist derweil gestresst von der ungewohnten Situation. Sie leidet unter dem Nachlassen ihrer geistigen Fähigkeiten und reagiert doppelt empfindlich in der fremden und irgendwie starren, stummen Umgebung. Menschen mit einer Demenz haben nämlich meistens einen ausgeprägten Sinn für Stimmungen. Die logische Folge: Die

ältere Frau will weg aus dieser für sie unverständlichen und bedrückenden Situation, sie will aussteigen.

Offen für die Gefühlswelt eines Menschen mit Demenz

Die Erwartungen, die die Tochter bei der Zugreise an die Mitfahrenden hat, müssen überhaupt nicht mit deren Blick auf die alte Frau übereinstimmen. Nicht jeder hat persönliche Erfahrungen mit vergesslichen Menschen. Vor allem die Jüngeren denken oft, sie würden nur in Heimen gepflegt, und reagieren mit Verwunderung, wenn sie erfahren, dass derzeit in Deutschland zwei von drei Menschen mit einer Demenzerkrankung in den eigenen vier Wänden leben. Die Last tragen also weder Staat noch Gesundheitssystem, sondern es sind Angehörige, Freunde und Nachbarn, die sich über Jahre hinweg um Menschen mit nachlassenden geistigen Fähigkeiten kümmern. <u>Fast zwei Drittel der pflegenden Angehörigen wünschen sich mehr emotionale Unterstützung</u>. Offenheit kann helfen, diesen Wunsch zu erfüllen. Bereits in dem Moment, in dem wir anderen vom Wesen der Erkrankung erzählen, lindern wir unsere Sorgen, schwächen das gesellschaftliche Tabu und können auf Anteilnahme hoffen. Man muss dafür nicht einmal groß ins Thema einsteigen – es genügt, anderen offen über die Pflege eines Angehörigen zu erzählen. Wie erlebt man sie? Was ist daran schwierig? Was vielleicht auch berührend und bereichernd?

Es ist ja so: Die Erinnerung geht, die Gefühle bleiben. Wie sich durch Offenheit Nichtbetroffene in die Situation eines Pflegenden hineinversetzen können – so können wir auch versuchen, uns in die Lage des Erkrankten zu versetzen. Stellen wir uns einen Moment lang vor, wie es wäre, wenn wir uns auf das eigene Erinnerungsvermögen einfach nicht mehr verlassen könnten, weil der Kopf seinen Dienst verweigert.

Wie würden wir uns fühlen, wenn um uns herum alles jeden Tag ein bisschen unbegreiflicher würde, weil die Menschen oft viel zu schnell in einer schwer verständlichen Sprache reden? Was wäre, wenn Informationen, Erfahrungen und Eindrücke innerhalb von Minuten wieder verfliegen und wir sie weder festhalten noch zurückrufen könnten? Was wäre, wenn wir auf die Fragen der anderen keine Antwort mehr wüssten, wenn uns einfach nichts einfiele, was wir sagen könnten?

WAS OFFENHEIT BEWIRKT – TEIL 2

Wie wäre die Bahnreise verlaufen, wenn die Tochter den Mitreisenden das Verhalten ihrer Mutter mit einem Lächeln erklärt hätte? Natürlich ohne ihre Mutter zu beschämen. Vielleicht so: »Wir sind ja alle manchmal etwas geistesabwesend. Ich habe beim Aussteigen auch schon mal die falsche Haltestelle erwischt.« Die Tochter hätte dabei vielleicht die Hand ihrer Mutter gehalten. Wahrscheinlich müsste sie die Mitreisenden nicht einmal um Nachsicht bitten, denn fast jeder brächte dann Verständnis für die Verletzlichkeit der älteren Dame auf. Der Bann des unbehaglichen Schweigens wäre gebrochen.

Im Verlauf der Reise käme dann vielleicht sogar ein nettes Gespräch in Gang, das allen die Befangenheit nähme. Womöglich würden die Reisenden bald Geschichten über das Aussteigen am falschen Ort austauschen. Anekdoten zum Lächeln. Die entspannte angenehme Stimmung im Bahnabteil würde sich auf alle übertragen und die verwirrte Frau beruhigen. Sie würde vielleicht in die Gespräche einbezogen, würde sich beachtet und respektiert – und damit einfach wohl – fühlen. Am Ende wäre sie vielleicht eingenickt und hätte einen Teil der Reise verschlafen. Wer weiß?

NUR WENN SIGNALE RASEND SCHNELL DURCH DIE FEINEN AUSLÄUFER DER NERVENZELLEN EILEN, FUNKTIONIERT DAS GEHIRN PERFEKT. EIN VERGESSLICHER KOPF DAGEGEN ARBEITET IN ZEITLUPE.

Wir würden uns zwar nicht mehr unbedingt an Fakten und Zusammenhänge erinnern, aber die Gefühle, die wir mit einer Situation verbinden, blieben uns erhalten. Dass mein Mann mir ein Parfum geschenkt hat, weiß ich vielleicht nicht mehr. Aber wenn mir dieser ganz bestimmte Duft in die Nase steigt, versetzt er mich immer in die warme Gewissheit, geliebt zu sein.

Umgekehrt könnten uns plötzlich Panik, Furcht und Bitterkeit ergreifen, wenn alte böse Erinnerungen ungewollt zurückkommen. So sehr wir auch versuchten, uns Klarheit zu verschaffen, würde es uns nicht gelingen, weil der Kopf es nicht mehr schafft, Vergangenes von der Gegenwart zu trennen. Wir würden die Welt – ganz wörtlich gemeint – nicht mehr verstehen und vielleicht vor Angst zittern, bis uns jemand liebevoll in den Arm nähme und uns beruhigte.

In einer fremden Welt

Durch die pausenlosen Angriffe auf unsere geplagten Sinne würden wir uns aus reinem Selbstschutz immer mehr zurückziehen. Denn unser Gehirn wehrte sich dagegen, die

ungezählten Sinneseindrücke und Empfindungen zu verarbeiten, von denen jede einzelne eine Gefahr bedeuten könnte. Dann läge unsere einzige Zuflucht im Traumkino alter schöner Erinnerungen.

Doch der Alltag bliebe. Manches, das wir früher locker nebenher erledigt haben, geriete zur unlösbaren Aufgabe. Einkaufszettel schreiben, Kaffee kochen, Schuhe zubinden, telefonieren, Brote schmieren: Hilfe, wie ging das noch gleich?

Fragte uns jemand, ob wir lieber Cola, Kakao, Kaffee oder Tee trinken möchten, wüssten wir keine Antwort, weil wir uns an den Geschmack der Getränke in diesem Moment nicht erinnerten. Panik könnte uns ergreifen, wenn der Fragende auf einer prompten Antwort besteht. Manchmal fiele uns vielleicht eine alte Ausrede oder ein passender Spruch ein, aber wir wüssten nicht, ob wir damit durchkommen und von den penetranten Erkundigungen erlöst würden.

Wenn die Fragen am Ende zu bedrängend wären, würden wir vielleicht sogar so zornig, dass wir am liebsten um uns schlagen würden, weil unser Unvermögen für die anderen so beschämend sichtbar würde. Doch das alles geschähe nur, wenn da keine liebevollen Helfer wären, die uns die Welt immer wieder neu zurechtrückten. Wenn da niemand wäre, der uns Halt geben, uns beruhigen und unser Selbstwertgefühl stärken würde.

Je weiter die Krankheit fortschreitet, desto schwerer fiele es uns, im Alltag zurechtzukommen. Gedanken würden immer schneller verfliegen, Farben würden verblassen, Töne gedämpft. Nur wenn in lichten Momenten die Umrisse der Welt wieder auftauchten, sähen wir zeitweise klar. Dann erschiene uns unser eigenes Leben oft fremd.

OHNE TIEFES VERSTEHEN KEINE GUTE PFLEGE

Sobald wir begreifen, wie groß der Stress eines Menschen ist, der sich auf den Bordcomputer seines Gedächtnisses nicht mehr verlassen kann, sind wir als Angehörige, als Pflegende, ja als ganze Gesellschaft auf dem richtigen Weg. Dann beginnen wir, wirklich zu helfen, wirklich zu pflegen.

IMMER NEU ERINNERN: BEI ALLEN DEFIZITEN BLEIBT DER AN DEMENZ ERKRANKTE EIN MENSCH MIT EINEM GELEBTEN LEBEN UND LIEBENSWERTEN EIGENSCHAFTEN.

Seit Jahren erforschen Pflegewissenschaftler, Mediziner und Psychiater, wie man durch Zuwendung und kluges Verhalten die Folgen der Vergesslichkeit für die Betroffenen lindern kann. Denn eins ist klar: Der Mensch bleibt trotz seiner Krankheit eine Persönlichkeit, selbst wenn sein Wesen sich unter dem Druck seiner Behinderung nach und nach verändert. Das Bewusstsein für seine Lage ist in ihm oft bis in die letzten Lebenstage vorhanden. Er nimmt seine Umwelt und seine Behinderungen durchaus wahr, auch noch Jahre nach der Diagnose.

Unsere Vorurteile lösen sich auf, wenn wir die Schreckensszenarien in unserem Kopf nach und nach durch Bilder und Informationen ersetzen, die uns die Angst vor der Krankheit nehmen. Wer offen mit gut ausgebildeten Pflegekräften, ehrenamtlichen Beratern und vor allem mit Angehörigen spricht, erfährt eine erstaunlich positive Sichtweise. Solche Gespräche verhelfen zu Einblicken in eine andere Welt, in der gelacht, erzählt, gespielt, gesungen und gelebt wird wie überall.

Wohlfühlpflege entspannt – die Pflegenden und die Pflegebedürftigen

Vieles hat sich in den letzten Jahren zum Guten gewendet, wir haben gelernt, von den Erfahrungen anderer zu lernen, und können deshalb immer besser mit altersverwirrten Menschen umgehen. Die Gesellschaft wird offener und die Zukunft guter Pflege hat begonnen. Wir sind also – bei allen Schwierigkeiten – keineswegs mit einer unlösbaren Aufgabe konfrontiert.

Den kühlen Begriff »Demenz« benutzten übrigens bis vor zwanzig Jahren nur Ärzte und Psychologen im Austausch untereinander. »Im Kopf ein bisschen langsam geworden« oder »verkalkt« hieß es stattdessen in der Umgangssprache. Mancher schilderte seine älteren Angehörigen auch als »zerstreut«. »Tüdelig« nennen das die Norddeutschen – und es klingt zärtlich.

Die Endgültigkeit des Labels Demenz erzeugt Angst. Dabei fanden Forscher bisher keine messbare Grenze, die das alltägliche gemächliche Altern des Gehirns von einer fortschreitenden Krankheit wirklich scharf trennen würde. Niemand weiß so genau, wie viele Menschen an der einen oder anderen Form abnehmender geistiger Vitalität leiden. Was wir aber wissen: Vergesslichkeit an sich ist noch keine Krankheit. Doch das Risiko, dass sich erste Schäden im Gehirn zu einem krankhaften Vergessen ausweiten, steigt mit den Lebensjahren.

WIE DER GEIST SICH VERÄNDERT

*Das Altern gehört zum Leben. Was wir dabei oft
vergessen: Es betrifft nicht nur den Körper, sondern
auch den Geist. Aber was passiert eigentlich in
unseren Köpfen, wenn wir altern?*

Sobald wir die Kinderschuhe abgestreift haben und das Wachstum beendet ist, beginnt unser Körper zu reifen. Unmerklich zuerst, in allerkleinsten, für Jahrzehnte unmerklichen Schritten an tausend Ecken gleichzeitig. Denn der Ursprung von grauen Haaren, von Falten, schlechte Augen, tauben Ohren und steifen Knochen liegt tief im Inneren unserer Zellen. Die biologische Maschinerie, die dort unser Leben in Gang hält, erzeugt als unvermeidlichen Nebeneffekt eine Menge schädlicher Stoffe. Der größte Teil davon wird auf wunderbare Weise täglich wieder beseitigt. Und die Schäden, die vom giftigen Abfall des Stoffwechsels angerichtet werden, flickt der Körper emsig über Nacht.

Doch immer bleibt ein kleiner Rest, der den Reparaturteams entgeht, auch wenn sie noch so aufmerksam arbeiten. Es sind winzige Fehler, unbedeutend aufs Ganze gesehen, sie treiben aber den Prozess jeden Tag ein bisschen weiter voran: Alterung geschieht in Facetten, die so vielfältig sind wie wir selbst. Es ist sozusagen ein Nebeneffekt des Lebens.

Bei jedem von uns nimmt die Zahl der Nervenzellen im Kopf mit den Jahren ab, auch die Produktion von Nervenbotenstoffen lässt nach und die Schicht, die unsere Nervenzellen schützend umhüllt, wird dünner. Die Folge: Wir denken etwas gemächlicher. Das Gehirn überträgt Nervenreize, Informationen und Reaktionen langsamer als früher. Unsere Fähigkeit, gleichzeitig verschiedene Reize zu verarbeiten, sinkt.

Dass wir im Alter beim Denken langsamer werden, war schon immer klar und wurde Älteren früher problemlos zugestanden. Denn ein und derselbe Mensch konnte – ohne dass jemand daran zweifelte – zugleich vergesslich und weise sein. Er wurde geehrt und geachtet, auch wenn er ab und zu seine Brille verlegte oder den Namen der Nachbarin vergaß. Denn

Altern bedeutet nicht nur Verlust, sondern auch Fülle, eine bemerkenswerte Zunahme an Wissen, an Effektivität, an klugen Strategien und fein differenzierten Fähigkeiten. In einem alten Kopf steckt eben ein Reichtum an Klugheit und Erfahrung.

UNSER HOHES ALTER IST NOCH JUNG

Wir Menschen werden noch nicht sehr lange so alt wie heute. Erst vor gut 30 000 Jahren stieg unsere Lebenserwartung kräftig an. Das haben amerikanische Forscher anhand von Fossilien herausgefunden. Nur durch mehr lebenserfahrene, ältere Menschen in der Gemeinschaft konnte sich unsere moderne Wissenskultur entwickeln, vermuten Experten. Doch ein solch hohes Alter, wie es heute viele erreichen, war die längste Zeit in der Geschichte eine Ausnahme.

WIR HABEN KEINEN GRUND, HERABLASSEND ZU SEIN, WENN EIN ALTER MENSCH NICHT MEHR SO SCHNELL IM KOPF IST WIE WIR MITTELALTEN ODER JUNGEN.

Schöne Aussichten

Wir können immer älter werden, doch den Verstand setzen wir dabei aufs Spiel. Vielleicht ist ein bisschen »gaga« zu sein ja auch ganz nett, wenn man über hundert ist. Und ohnehin möchte man die Frage »Weißt du noch …?« manchmal mit einem definitiven

»Keine Ahnung!« beantworten. Doch das Fiasko beginnt bereits früher, als wir denken. Forscher der Universität Michigan in den USA untersuchten das Vokabular, das Wissen und die Fähigkeit, Neues zu lernen sowie Informationen zu verarbeiten, in einer Gruppe von Leuten, deren Alter von 20 bis 90 Jahren reichte. Sie fanden heraus, dass der Abbau der Fertigkeiten bereits mit 20 Jahren beginnt und mit jedem Jahr im Erwachsenenalter in winzigen Schritten weiter fortschreitet.

Höchstleistungen im Hirn

Unser Gehirn besteht aus mehr als 20 Milliarden Nervenzellen. Es sind die fadenförmigen, fein verzweigten Fortsätze dieser Zellart, die uns Denken und Fühlen, Handeln und Planen ermöglichen. Jede Zelle streckt ihre Ausläufer aus, um sich in flexibel verzweigten Netzen mit bis zu 10 000 Artgenossinnen zu verbinden. Alle »sprechen« über Kontaktstellen, sogenannten Synapsen, miteinander, etwa so wie im Internet, wo Milliarden von Teilnehmern sich kreuz und quer gegenseitig benachrichtigen.

Nehmen wir einmal an, wir gehen über die Straße und sehen plötzlich einen Hund. Was passiert dann im Inneren des Kopfes? Kaum ist der Reiz vom Sehnerv zu den höheren Zentren des Gehirns vorgedrungen, äußern die zuständigen Zellen, was sie erkennen. In diesem Fall zum Beispiel: ein vierbeiniges Tier mit grauem Fell. Der Eindruck läuft weiter ins limbische System, einer Funktionseinheit des Gehirns.

Dort kommen die Gefühle dazu und bewerten den Anblick vielleicht so: keine Angst, ungefährlich, nettes Vieh, macht Spaß, es zu streicheln. Falls das Gehirn den Hund jedoch als gefährlich bewertet, schaltet ein Gefühl der Angst ein Stressgen an, das dafür sorgt, dass aus der Nebennierenrinde das Stresshormon Cortisol freigesetzt wird. Der zweite Alarmruf geht an den Hirnstamm. Dort aktiviert er Bereiche, die wiederum uns aktivieren. Und wozu? Damit wir notfalls mit dem Hund kämpfen oder vor ihm wegrennen und uns in Sicherheit bringen können.

ZUGLEICH VERGESSLICH UND WEISE

Je älter wir werden, desto schwerer fällt es uns, die Welt um uns herum perfekt einzuschätzen. Das Gehirn entwickelt jedoch erstaunliche Strategien, um den Schwächen entgegenzuwirken. Messungen von Gehirnwellen zeigten, dass Ältere gezielt eine höhere Aufmerksamkeit entwickeln. Sie schauen genauer hin und konzentrieren sich mehr auf Details als Jüngere.

Die Nachteile des Alterungsprozesses kann das Gehirn also bis zu einem gewissen Grad durch erhöhte Aufmerksamkeit ausgleichen. Und manchmal kommt dabei am Ende eine klügere Einschätzung heraus als beim flüchtigen Blick der Jungen. Eine Redensart bringt es auf den Punkt: »Die Jungen können zwar schneller rennen, aber die Alten kennen die Abkürzung.«

Wir arbeiten daran

Die Anstrengungen vieler Hundert Forschungsteams in aller Welt haben zwar Tausende neuer Details über das menschliche Gehirn zum Vorschein gebracht, aber bis heute konnte kein Experte das biologische Puzzle perfekt zusammensetzen. Noch unbeantwortet sind die Fragen, warum bei einigen von uns die genialen Strukturen unseres Gehirns eines Tages zugrunde gehen, warum

die eine an Alzheimer erkrankt, der andere an Parkinson und der nächste vielleicht in seinen späten Jahren eine Gefäßdemenz entwickelt oder wie die meisten der Betroffenen unter einer gemischten Demenz leidet. Sicher, ein paar Gene tragen fraglos die Schuld daran und auch der Lebensstil, falsche Medikamente, zu viel Alkohol, Übergewicht, ein Mangel an Tageslicht und Bewegung – irgendwie alles miteinander. Und vielleicht gibt es noch andere Gründe, an die bisher niemand ernsthaft gedacht hat.

WEIL KEIN FORSCHER SAGEN KANN, WAS WIRKLICH IN DER BIOLOGIE EINES VERGESSLICHEN MENSCHEN PASSIERT, GIBT ES AUCH KEINE PILLEN DAGEGEN.

DIAGNOSE – UND DANN?

Noch gibt es keine Medikamente, die eine Demenz stoppen oder heilen. Warum aber braucht man dann überhaupt eine Diagnose? Die belastet doch nur, oder?

Eine für alle hilfreiche Antwort fällt nicht leicht. Da ist zum einen die Frage nach den Finanzen (ab Seite 64): Kranken- und Pflegekassen übernehmen die Behandlungskosten nur dann, wenn die Erkrankung durch Ärzte bestätigt ist. Und es gibt noch eine Reihe anderer Faktoren, die eine Diagnose sinnvoll machen. Vor allem: Wird die nachlassende Denkfähigkeit frühzeitig festgestellt, können sich die Betroffenen und ihre Angehörigen oft leichter mit ihrer Lebensplanung darauf einstellen. Und je mehr Zeit sie dafür haben, umso besser lässt sich die Pflege auf Dauer natürlich auch bewältigen.

Nicht nur das gesellschaftliche Umfeld schaut gern weg, wenn es um den Verfall grauer Zellen geht. Auch viele Menschen, die an sich selbst erste Symptome erkennen, verleugnen sie. Oft führen sie lange Zeit einen geheimen Abwehrkampf gegen ihre immer tieferen Lücken im Gedächtnis. Dabei entwickeln sie manchmal umwerfend kreative Ausreden, um zu verdecken, dass sie etwas Wichtiges vergessen haben. Schließlich soll niemand die Veränderungen entdecken, gegen die sie sich nicht wehren können.

Diese erste Phase ist belastend, weil anfangs nicht einmal die nächsten Angehörigen begreifen, was in dem Betroffenen vor sich geht.

ZEICHEN AN DER WAND

Wenn Vergesslichkeit zum normalen Alterungsprozess gehört – ab wann wird es dann bedenklich? Mediziner und Pflegeforscher verstehen unter Demenz eine fortschreitende Erkrankung des Gehirns, bei der Zellen absterben und Nervenverbindungen brüchig werden. Treffen von der folgenden Liste mehrere Anzeichen zu, ist das ein Grund für eine gründliche Untersuchung.

- Der/die Angehörige ist stiller als früher, oft bleibt er/sie untätig und in sich gekehrt. Er/sie wirkt geistesabwesend, manchmal auch sehr traurig.
- Phasenweise wird sie/er sehr unruhig, wandert scheinbar ziellos umher.
- Die Gegenwart scheint ihm/ihr nur wenig interessant. Er/sie lebt gedanklich immer mehr in der Vergangenheit.
- Er/sie vergisst immer häufiger Verabredungen, Geburtstage und Arzttermine.
- Er/sie verläuft sich manchmal und verliert selbst auf bekanntem Terrain leicht die Orientierung, zum Beispiel bei einem Spaziergang.
- Obwohl früher vielseitig interessiert, zieht er/sie sich von der Umwelt zurück. Er/sie verlässt das Haus nur noch nach gutem Zureden und in Begleitung.
- Fernsehbeiträge, Filme und Bücher wecken kaum noch Interesse.
- Er/sie reagiert immer wieder ohne ersichtlichen Grund gereizt und nervös, wird plötzlich aggressiv, schimpft oder wird sogar tätlich.
- Neuerungen in der Wohnung oder der Umgebung werden strikt abgelehnt.
- Er/sie schläft schlechter als früher, wandert nachts umher.
- Der/die Angehörige reagiert seit einiger Zeit ängstlich und misstraut dem Umfeld.
- Er/sie erkennt sich im Spiegel nicht mehr, schreckt vor einem vermeintlich Fremden im Spiegel zurück.

Partner und Kinder erleben zwar, dass derjenige eigenartig reagiert. Doch sie wissen oft lange Zeit nicht, warum. Kein Zweifel, Menschen, denen per Diagnose gesagt wird, dass ihre geistigen Fähigkeiten in Zukunft dahinschwinden werden, müssen in diese Situation erst hineinwachsen.

Den Angehörigen geht es dabei ähnlich wie den Erkrankten. Für eine Weile sind sie zwischen Verzagtheit und Akzeptieren des Unausweichlichen hin- und hergerissen. Zum Annehmen der Situation gehört für beide Seiten das offene Gespräch unter Angehörigen und mit Freunden.

ERST IM REDEN ODER SCHREIBEN VERLIERT SICH FÜR VIELE DER SCHRECKEN, INSBESONDERE AUCH IM AUSTAUSCH MIT ANDEREN BETROFFENEN.

Es lieber nicht wissen?

Aber was tut man, wenn man als Angehöriger Gewissheit haben möchte, der Vergessliche jedoch vor einer Diagnose zurückschreckt und es lieber nicht so genau wissen will? Helfen könnte wohl zuerst ein Hausarzt, der ihn schon länger kennt. Er kann das Nachlassen der geistigen Fähigkeiten im Rahmen einer Routineuntersuchung prüfen. Am besten informiert man ihn vorher über den Verdacht. Kluge erfahrene Ärzte sagen ihrem Patienten dann vielleicht so etwas wie: »Viele Ältere werden ja vergesslich. Sollen wir das einmal bei Ihnen testen?«

Bietet das Ergebnis Grund zur Sorge, kann der Hausarzt in eine neurologische Praxis oder eine Gedächtnisambulanz (Adressen siehe Infokapitel ab Seite 164) überweisen, damit eventuell behandelbare Ursachen gründlich abgeklärt werden.

Klar ist aber auch: Nicht jeder Arzt kann helfen. Studien belegen, dass Hausärzte dafür extrem unterschiedlich qualifiziert sind. Deshalb erhalten viele vergessliche Menschen erst spät eine Diagnose oder auch gar keine. Gut aufgehoben ist man nur bei einem Arzt, der sich mit Demenzerkrankungen wirklich auskennt. Es lohnt sich, einfach danach zu fragen. Fehlt es ihm an konkretem Wissen, dann wiegelt er bei dem Verdacht einer Gedächtnisstörung vielleicht lediglich ab oder geht im Gegenteil aus Unkenntnis viel zu leichtfertig mit der Diagnose um, ohne sich klarzumachen, was er damit anrichten kann.

Behutsam

So bekam ein 80-jähriger ehemaliger Starjournalist bei einer Magenuntersuchung von einem jungen Arzt quasi nebenher die Diagnose »Demenz« verpasst. Der Mediziner hatte einfach nicht mitbekommen, dass der früher hochaktive Mann seit geraumer Zeit Schlafmittel einnahm. Es waren die Nebenwirkungen dieser Pillen, die seinen Kopf belasteten und ihn geistig abwesend erscheinen ließen. Nach dem Absetzen der Medikamente war der Mann ein paar Wochen später geistig wieder fit genug für die politischen Debatten im Freundeskreis, die er sein Leben lang mit Lust geführt hat.

Wahr ist leider auch, dass nicht jede Fachkraft über genügend Einfühlungsvermögen verfügt und sich die Zeit nimmt, die Wahrheit klar, aber taktvoll zu überbringen. Es sind

DAS LEIDIGE FACHCHINESISCH

Mediziner, Pflegefachleute und Berater haben sich häufig eine Fachsprache angeeignet, die sie für politisch korrekt halten. Die gerät vielfach so gefühllos und sperrig, dass man sie als normaler Bürger kaum versteht. Das sozio-medizinische Kauderwelsch ist wie ein Geheimcode, an denen sich Eingeweihte erkennen, von dem aber Außenstehende wie diejenigen, die plötzlich einen Angehörigen zu Hause pflegen müssen, ausgeschlossen werden. Wie kann man sich helfen? Schließlich geht es bei den Gesprächen, die oftmals zu Monologen der Fachperson geraten, um uns und unsere Angehörigen.

Wer bei einem Beratungsgespräch mit Spezialbegriffen zugeschüttet wird, gibt dem Gegenüber am besten freundlich, aber offen zu verstehen, dass er sein Versteckspiel mit Wörtern nicht akzeptiert und Klartext möchte. Vielleicht einfach so: »Vielen Dank für Ihre Ausführungen. Nun bitte dasselbe noch einmal in Alltagsdeutsch, damit ich alles verstehe.« Denn eins ist klar: Es gibt keinen noch so schwierigen Zusammenhang, den man nicht auch verständlich ausdrücken könnte. Und es ist gewiss keine Zumutung, über eine schwerwiegende Erkrankung klare Auskunft zu verlangen. Es ist unser Recht.

---

vor allem Selbsthilfegruppen, die bei der Verarbeitung der Diagnose Unterstützung bieten, weil man durch Gespräche mit anderen erkennt, dass man mit seinen Problemen keineswegs allein ist.

In manchen Fällen ist es auch gut, psychologische Hilfe zu suchen und anzunehmen. Klarheit und Offenheit helfen in jedem Fall. Werden Familienmitglieder aus vielfältigen Quellen gut informiert und im Alltag unterstützt, können sie mit ihrem Angehörigen einfacher und entspannter leben.

DIE WÜRDE DER SCHWACHEN

Was ist mit dem Kranken selbst? Soll man mit ihm über die Diagnose sprechen? Sicher, wenn er selbst Klarheit wünscht, muss er sie

erhalten. Vielen bleibt die Situation, in der ihre Befürchtungen zur Gewissheit wurden, als beklemmend in Erinnerung. Vor allem in frühen Phasen der Erkrankung löst die Diagnose Schock, Scham und Verzweiflung aus. Dann helfen nur Gespräche und liebevolle Zuwendung. Im Idealfall schafft es ein Erkrankter, seinen Angehörigen zu sagen: »Tut mir leid, mein Gehirn lässt mich jetzt immer öfter im Stich. Ich hoffe, ihr helft mir, mit der Situation umzugehen.« Damit stärkt er sicher den Zusammenhalt und bahnt den Weg für liebevolle Pflege.

Doch oft wollen Betroffene gar nicht informiert werden oder haben keine Einsicht in ihren Zustand und glauben gar, nicht beeinträchtigt zu sein. Andere schützen sich intuitiv davor, mit dem Nachlassen ihrer geistigen

Alltagsgeschichten

DÄMMERUNG IM KOPF

An einem frühen kalten Morgen kurz nach seinem 70. Geburtstag saß der ehemalige Deutschlehrer vor seiner Haustür auf dem Boden, als der Zeitungsbote kam. Er trug seine gewohnten alten Schlappen und eine Schlafanzugjacke, aber keine Hose. Seine beiden erwachsenen Kinder, die mit ihren Familien im oberen Teil des Hauses wohnten, hatten nicht bemerkt, dass er lange vor der Morgendämmerung vor die Tür gegangen war. »Was tun Sie in der Kälte hier?«, fragte der Bote, der nicht gewohnt war, zu dieser Zeit jemanden vor dem Haus zu treffen, und dem die Blöße des Mannes peinlich war. »Die Tür geht nicht auf« war die Antwort. Der Bote drückte gegen die angelehnte Tür. Sie klemmte ein bisschen, öffnete sich dann aber. Das war die erste Begegnung der beiden.

RENDEZVOUS OHNE GLAMOUR

Sie trafen sich in den nächsten Wochen häufiger. Mal stand die Eingangstür offen und der Siebzigjährige wanderte im Garten umher, manchmal begegneten sie sich an der Straßenecke. Der Zeitungsbote hatte sich angewöhnt, den Mann ins Haus zurückzubringen: »So, jetzt gehen Sie wieder ins Bett!«, sagte er dann und drückte ihm die Zeitung in die Hand. Irgendwann kam er nach dem Ende seiner Liefertour zurück und klingelte im ersten Stock. So erfuhr die Familie von den Irrwegen des Vaters.

DAS RICHTIGE TIMING FÜR KOHLRABI

Auf die Fragen, was er draußen wolle und warum er so früh morgens schon unterwegs sei, antwortete der Mann ausweichend. Schließlich holte sich seine Schwiegertochter beim Hausarzt einen Termin mit dem Hinweis, ihr Schwiegervater werde seltsam. »Sie waren lange nicht hier, Ihr Blutdruck ist etwas zu hoch«, konstatierte der Arzt bei der Untersuchung. »Wir sollten ein großes Labor machen.« Dann fragte er seinen langjährigen Patienten nach seinem schönen Garten und ob er schon Kohlrabi gepflanzt hätte. Der Mann schüttelte stumm den Kopf. »Nein, dieses Jahr nicht?«, hakte der Arzt nach. »Ist es nicht an der Zeit? Welchen Monat haben wir eigentlich? Juni? Oktober?« »Ja, Oktober«, nickte der verunsicherte Patient. Der Kalender im Sprechzimmer zeigte den Monat April.

Schließlich besprach der Arzt seine Diagnose mit den Angehörigen. »Ihr Vater«, sagte er, »ist örtlich und zeitlich nicht orientiert. Es könnte sich um eine Alzheimer-Demenz handeln. Ich überweise Sie am besten an die Spezialisten einer Gedächtnisambulanz.« Dort erfuhr die Familie nach ausführlichen Untersuchungen von einem sehr zugewandten Arzt die Diagnose: gemischte Demenzform.

Fähigkeiten konfrontiert zu werden, und versuchen auf diese Weise, ihr Selbstwertgefühl zu erhalten. Wer hätte dann das Herz, einem so verletzlichen Menschen die Wahrheit aufzuzwingen? Außerdem gehen Fachleute davon aus, dass es vielen Betroffenen sogar schon in der Frühphase schwerfällt, ihre Erkrankung selbst einzuordnen.

Im Anfangsstadium von Demenzerkrankungen können regelmäßige Übungen von Alltagstätigkeiten zwar durchaus zu einer Steigerung der trainierten Leistung führen. Und sie verbessern auch tatsächlich das Wohlbefinden der betroffenen Menschen, weil sie ihnen das Gefühl geben, selbst etwas gegen ihre Erkrankung unternehmen zu können. Leider aber wirken sich diese Maßnahmen nicht direkt auf die Bewältigung der Erkrankung und des Alltags aus.

Gegenwehr! Wenn Angehörige nichts von der Demenz wissen wollen

Nicht nur die Betroffenen selbst, sondern auch Angehörige, die einen zunehmend Vergesslichen pflegen, wehren sich manchmal vehement gegen einen offenen Umgang mit der Krankheit und verbieten anderen Familienmitgliedern, darüber zu sprechen. Freunde, Nachbarn und Kollegen sollen nichts davon erfahren.

Dahinter steht die Sorge, wegen dieser Erkrankung ausgeschlossen oder gedemütigt zu werden. Das Verständnis für das Themenfeld Demenz ist in der Öffentlichkeit zwar bereits wesentlich größer als noch vor einigen Jahren. Aber noch immer verletzen uninformierte Zeitgenossen die Gefühle der Pflegenden und ihrer Schützlinge unabsichtlich, weil sie nicht wissen, wie sie mit ihnen umgehen sollen. Es bleibt einiges zu tun, bis ein zerfallendes Gedächtnis in unserer Gesellschaft so selbstverständlich angenommen wird wie jede andere chronische Erkrankung.

Nach der Diagnose wissen Angehörige endlich, warum sich der geliebte Mensch in ihrer Mitte so verändert hat. In gesunden Zeiten beharren in diskussionsfreudigen Familien vielleicht alle auf ihrem Recht, sind schnell ungeduldig und genervt. Jetzt wird unumstößlich klar, dass das keinen Sinn mehr hat: Denn einer in der Runde kann hier nicht mehr mithalten, versteht nicht, was die anderen sagen, oder kann gerade keine passende Antwort finden.

DIE MEISTEN ANGEHÖRIGEN SIND ERLEICHTERT, WENN ENDLICH EINE KLARE DIAGNOSE GESTELLT WURDE.

Gemeinsam und liebevoll

Offenheit und gute Informationen helfen, den Erkrankten besser zu verstehen. Nur so können wir Toleranz für sein Verhalten entwickeln, ihn gewähren lassen, Rücksicht nehmen und über manchen Flop gemeinsam gutmütig lachen. Haben die Menschen im Umfeld akzeptiert, dass sich einer in ihrer Mitte an viele Dinge nicht mehr erinnern kann, ist auch niemand mehr beleidigt, weil er den Namen des Enkels oder der Schwiegertochter nicht mehr weiß. Offenheit macht alles leichter. Dann lauert das Glück manchmal auch dort, wo wir es nicht suchen, etwa im Umgang mit einem weisen und lieben, aber sehr vergesslichen Menschen.

ALTERSVERGESSLICHKEIT ODER DEMENZ?

Welche erstaunlichen Leistungen das Gehirn tagtäglich vollbringt, damit wir reden, verstehen und uns erinnern können, wird oft erst deutlich, wenn es nicht mehr so gut klappt. Zwei Drittel der über 65-Jährigen hierzulande haben Angst, an einer Demenz zu erkranken. Fast ebenso viele fürchten den Verlust der Selbstständigkeit. Klar, es ist ärgerlich, wenn man einen Arzttermin vergessen hat oder sich nicht mehr erinnern kann, wo man den Autoschlüssel abgelegt hat. Da geraten ältere Menschen oft in stille Panik, weil sie darin den Beginn einer Demenz vermuten. Zum Glück erweisen sich solche Ausfälle meist als harmlos. Doch jeder fragt sich: Ist es eine Krankheit oder nur ein Entwicklungsschritt?

DEUTET AUF ALTERS-VERGESSLICHKEIT

- Die ersten Anzeichen machen sich erst in einem Alter von über 60 Jahren bemerkbar. Einbußen zeigen sich vor allem bei anspruchsvollen Tätigkeiten, nicht bei den gewöhnlichen Alltagsroutinen.
- Die Vergesslichkeit bleibt vorübergehend, Schwierigkeiten wie etwa das Verlegen von Gegenständen oder das Vergessen von Namen treten nur gelegentlich auf.
- Denkt derjenige in Ruhe nach und konzentriert sich, fällt ihm das Vergessene meist wieder ein.
- Es ist für den Betroffenen kein Problem, mündlichen oder schriftlichen Anweisungen zu folgen.
- Allgemein übliche Merkhilfen wie zum Beispiel Wecker, Kalender und Notizzettel helfen den Betroffenen problemlos, im Alltag gut zurechtzukommen.

DEUTET EHER AUF EINE DEMENZ

- Erinnerungslücken zeigen sich auch schon vor dem 60. Geburtstag. Vertraute Abläufe bereiten zunehmend Probleme. Vergesslichkeit führt zu Problemen im Job.
- Die Phasen dauern an und werden über Wochen oder Monate stärker.
- Die Ausfälle beeinträchtigen wichtige Lebensbereiche wie etwa den Umgang mit Geld oder die Orientierung in der vertrauten Umgebung.
- Betroffene wirken weniger aufmerksam als früher, vergessen wichtige Teile ihrer Vergangenheit und können sich trotz intensiven Nachdenkens nicht daran erinnern.
- Sie können Anweisungen nicht folgen. Das Urteilsvermögen ist gestört, die körperliche Geschicklichkeit lässt nach.
- Merkhilfen nützen nichts.

DIE VIELEN FORMEN DER DEMENZ

Die meisten von uns denken bei zunehmender Vergesslichkeit zuerst an Alzheimer, dabei ist dies nur eine Form der Demenz, allerdings die am weitesten verbreitete. Geschätzte 60 Prozent aller Fälle sind ihr zuzuordnen, häufig handelt es sich auch um gemischte Formen. Ärzte unterscheiden:

FORTSCHREITENDE DEMENZ

Fachleute nennen diese Formen »degenerativ«. Sie zählen dazu die Alzheimer-Demenz, die wesentlich seltenere Lewy-Körperchen-Demenz und die mit 5 bis 10 Prozent der Fälle ähnlich häufige Frontotemporale Demenz, die auch jüngere Menschen betrifft.

MORBUS ALZHEIMER

Typisch für diese Demenzform sind der schleichende Beginn und der unerbittlich fortschreitende Verlust geistiger Fähigkeiten ohne körperliche oder seelische Ursache. Bis heute gibt es keinen Test und keine Labordiagnose, die dem Arzt genau sagt: Dieser Mensch leidet unter einer Alzheimer-Demenz. Die Untersuchung ergibt also eine sogenannte Ausschlussdiagnose. Das heißt, erst wenn alle anderen infrage kommenden Erkrankungen ausgeschlossen wurden, kann ein ausgebildeter Facharzt sagen, dass es sich um Morbus Alzheimer handelt. Eine letzte Gewissheit ergibt sich erst nach dem Tod des Erkrankten, falls Fachleute die Veränderungen des Gehirns unter dem Mikroskop betrachten.

GEFÄSSBEDINGTE DEMENZ

Etwa 15 Prozent der Demenzerkrankungen entstehen aufgrund von Durchblutungsstörungen des Gehirns, deshalb sprechen Ärzte in solchen Fällen auch von vaskulärer Demenz. Werden Gehirnzellen nicht mit Sauerstoff und Nährstoffen versorgt, sterben sie ab. Bei einem Schlaganfall führt der Verschluss eines Gefäßes zum Untergang von Hirngewebe, zusätzlich richtet eine Immunreaktion Schäden an.

HEILBARE FORMEN

Vergesslichkeit oder Desorientierung sind in selteneren Fällen nur vorübergehend und gut behandelbar. Fachärzte sprechen dann von reversibler Demenz.

DIE VIELEN GRÜNDE DER DEMENZ

Wer an sich oder einem Angehörigen Denkschwächen und Desorientierung bemerkt, ist natürlich sehr besorgt. Auch wenn nur jede zehnte Demenz heute umkehrbar ist, also vom Arzt geheilt werden kann, lohnt es unbedingt, jede kleinste Chance zu nutzen. Für eine gute Diagnose brauchen Betroffene, Ärzte und Angehörige dann manchmal großes Engagement und jede Menge Ausdauer.

URSACHEN, DIE SICH BEHEBEN LASSEN

Entsteht beispielsweise ein Gewächs im Gehirn, das Platz einnimmt und auf diese Weise Nervenzellen bedrängt, kann es zu Störungen im Denken kommen. Werden solche Tumore (Neoplasmen) entfernt, kann sich das Gehirn manchmal komplett erholen. Auch jede Verletzung des Gehirns aufgrund eines Sturzes oder eines Schlages kann demenzähnliche Folgen haben. Oft erholt sich das Gehirn dann ganz von selbst nach kurzer Zeit.

Große Chancen auf Heilung haben außerdem Menschen, deren Hirnleistung durch die Nebenwirkung von Medikamenten Schaden genommen hat. Dafür müssen alle derzeit eingenommenen Mittel kritisch auf den Prüfstand kommen. Neben Psychopharmaka können auch Herz- und Blutdruckmittel dem Gehirn die Leistungskraft nehmen.

BIS ZUR DIAGNOSE DRANBLEIBEN!

Geradezu detektivähnliche Fähigkeiten benötigen Ärzte, wenn sie Erkrankungen des Gehirns auf die Spur kommen wollen, die durch Bakterien, Viren, Pilze oder Parasiten ausgelöst werden und sich allein durch den Verlust geistiger Fähigkeiten äußern. Solche Entzündungen durch eine Infektion des Gehirns können die Ärzte, sind sie erst einmal erkannt, oft gut behandeln. Ähnliches gilt für seltene Autoimmunerkrankungen, die durch falsch programmierte Immunzellen ausgelöst werden. Es sind in solchen Fällen Antikörper, also körpereigene Eiweißstoffe, die das Hirn schädigen. Diese Art der Blutzellen gehören zu den effektivsten Waffen der körpereigenen Abwehrkräfte und sind eigentlich dafür da, Bakterien und Viren zu bekämpfen.

Wie häufig die Fälle sind, in denen sie die Nervenzellen des eigenen Gehirns angreifen, ist bis heute noch nicht gut erforscht. Einmal erkannt, kann die Erkrankung mit Spezialmedikamenten (Immunsuppressiva) oder mit Cortison oft geheilt werden. Doch die Diagnostik ist schwierig, weil die schädlichen Antikörper im Körper kaum nachweisbar sind und oft auch klare Anzeichen dafür im Körper fehlen.

DEMENZFORMEN MIT HEILUNGSCHANCEN

Veränderungen der Persönlichkeit und der Denkleistung, Auffälligkeiten im Verhalten können also viele Gründe haben. Hier eine Liste der häufigsten denkbaren Ursachen:

- eine Depression – der wichtigste und häufigste Grund!
- Mangelernährung, vor allem zu wenig B-Vitamine und Flüssigkeit
- ein akuter Verwirrtheitszustand, zum Beispiel durch eine Behandlung im Krankenhaus (Delir, siehe Seite 78)
- Nebenwirkungen von Medikamenten
- Abflussbehinderungen des Nervenwassers
- ein Sturz mit einer Gehirnerschütterung (Schädel-Hirn-Trauma)
- Blutungen innerhalb des Schädels
- Gehirntumore
- Hormonmangel (zum Beispiel Schilddrüsenhormon)
- zu niedriger Blutzucker (Hypoglykämien)
- Störungen im Mineralstoffhaushalt
- Nieren- oder Lebererkrankungen
- Vergiftungen durch Schwermetalle, organische Gifte oder Lösungsmittel
- Infektionen des Gehirns durch Bakterien, Viren, Pilze oder Parasiten
- Auch Erkrankungen wie Parkinson, Chorea Huntington (Huntington-Krankheit), die Creutzfeldt-Jakob-Krankheit oder HIV-Infektionen können zur Demenz führen.

ALLE CHANCEN NUTZEN

Was steckt hinter einer Demenz? Eine Fülle von Ursachen ist denkbar, mehr als hundert sind der Wissenschaft heute bekannt. Und etliche Formen sind behandelbar. Nimmt etwa der Körper durch eine Krankheit Schaden, leidet auch das Gehirn. Manchmal erholt es sich wieder, wenn es eine Chance dazu bekommt – weil die körperlichen Beschwerden geheilt werden. So erging es auch einer pensionierten Dame nach ihrem 70. Geburtstag. Sie hatte im Verlauf einer Herzerkrankung bemerkt, dass sie vergesslich wurde. Ihr Hausarzt stellte nach einigen Tests die Diagnose »demenzielles Syndrom«. Zitternd verließ sie die Arztpraxis, schloss sich tagelang zu Hause ein und wollte niemandem von der Untersuchung erzählen, weil sie befürchtete, ihre Angehörigen würden sie sofort in ein Heim stecken.

Zum Glück folgte sie nach einer Zeit dem Rat einer Freundin und wechselte den Arzt. Der neue fand bei ihr einen gravierenden Eisen- und Vitamin-B-Mangel und behandelte ihn. Seither ist sie wieder wohlauf. Was bleibt, sind ihre altersüblichen kleinen Denkschwächen, mit denen sie gut klarkommt.

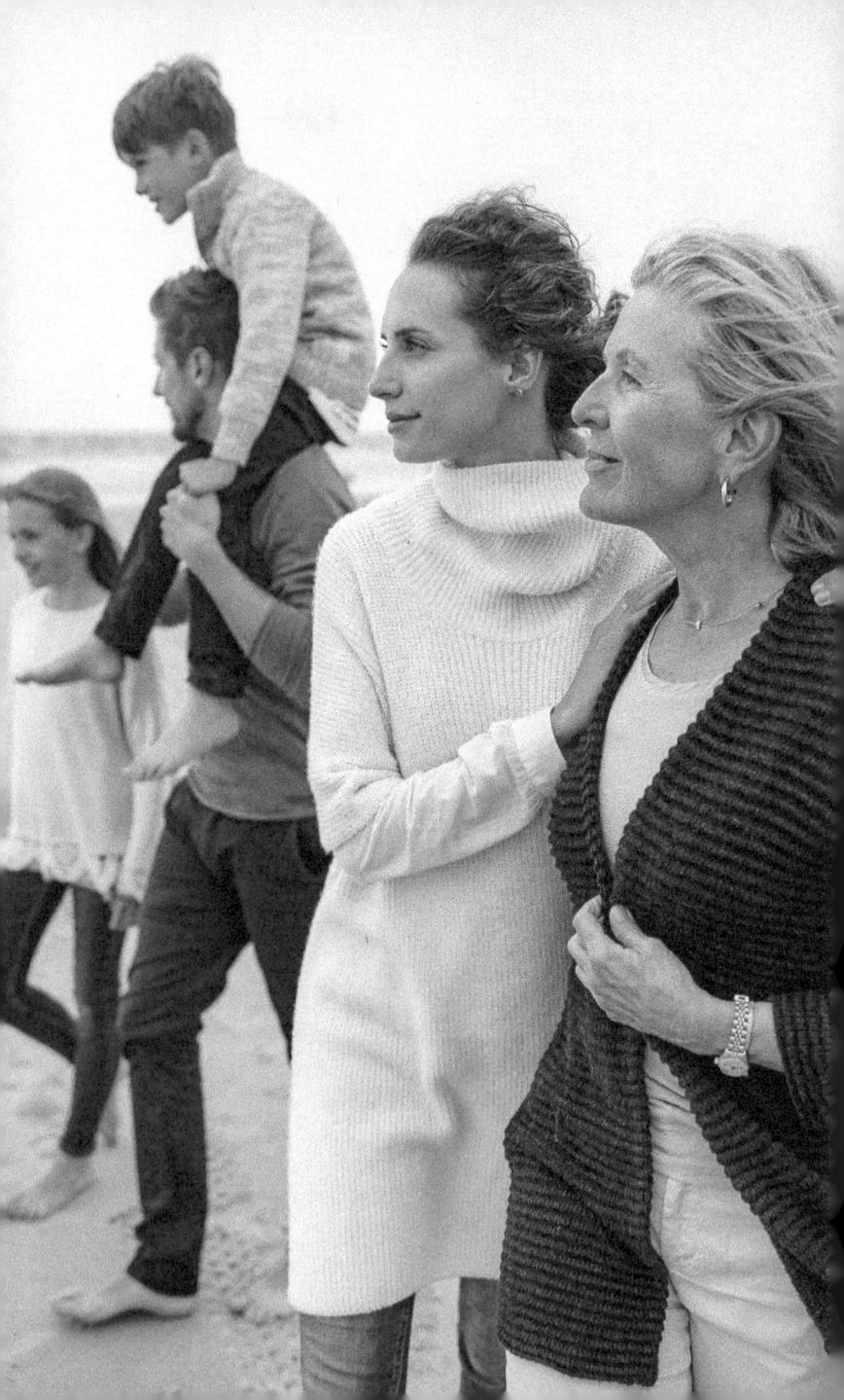

DIE HELFER-KONFERENZ

*Pflege gelingt als Gemeinschaftsprojekt.
Was einen allein bald überfordert, können
mehrere Menschen – Angehörige, Freunde,
Nachbarn, Profis – gut schaffen.*

EIN TRAGENDES NETZ WEBEN

Es ist so weit: Die Diagnose »Demenz« steht. Ein Angehöriger braucht zunehmend Unterstützung. Was nun? Wer im sozialen Umfeld kann was leisten? Und wie koordiniert man sich bei dieser großen Aufgabe?

Wenn Vater oder Mutter nicht mehr ohne Unterstützung zurechtkommen oder der Partner vergesslich wird, wachsen die Sorgen. Familien tragen körperlich, materiell und seelisch die größte Last bei der Pflege. Häufig ist es so, dass einer aus dem Clan ganz allmählich in die Aufgabe hineingleitet, weil aus den anfänglich kleinen, gelegentlichen Erledigungen im Laufe der Zeit ein großes Engagement erwächst. Oder es wird jemand plötzlich für einen Pflegebedürftigen nach dessen Krankenhausaufenthalt verantwortlich und muss nun den Alltag komplett für zwei managen.

Die Unterstützung wird hauptsächlich von Angehörigen erbracht. Die traditionelle Familie mit einem Haushalt, in dem mehrere Generationen gemeinsam wohnen, ist heute jedoch die Ausnahme. Der Begriff »Angehörige« umfasst deshalb insbesondere bei der Pflege nicht nur klassische Familien und Patchworkfamilien, sondern auch Wahlverwandtschaften, enge und fernere Freunde sowie Nachbarn. Deswegen wurde für dieses Kapitel auch der Titel »Helferkonferenz« gewählt statt »Familienkonferenz«. Private Hilfe und Unterstützung kann heutzutage sehr vielfältig aussehen.

TEAMPLAYER GESUCHT!

So richtig drängt es wohl niemanden, beim Job der häuslichen Pflege spontan zuzugreifen, was angesichts der anspruchsvollen Aufgabe nicht überrascht. Aber es gibt in den meisten Menschen so etwas wie ein Pflichtbewusstsein gegenüber dem, was ihnen das Schicksal vor die Füße rollt.

Betagte Eltern gehen meist davon aus, dass ihre Kinder zu ihnen stehen. Mit Recht, im wortwörtlichen Sinn! Es ist nicht nur seit unzähligen Generationen so, dass die Jungen den Alten helfen. Man kann es sogar im Gesetz nachlesen: Kinder müssen im Rahmen ihrer Möglichkeiten für ihre Eltern sorgen. Sind die Beziehungen gut, geben viele ihren Eltern selbstverständlich und gern etwas von der Liebe und Fürsorge zurück, die sie selbst einst genossen haben.

Bis heute sind es vor allem Frauen – Ehefrauen, Schwestern, Töchter und Schwiegertöchter –, die sich verpflichtet fühlen, die Hauptlast der häuslichen Pflege auf ihre Schultern zu nehmen. Im aufgeklärten 21. Jahrhundert sollte jedoch klar sein, dass auch Ehemänner, Söhne, Schwiegersöhne und Brüder ihren Teil beitragen können und vielerorts auch bereits beitragen.

> »NOCH NIE WURDEN SO VIELE MENSCHEN MIT DEMENZ SO LANGE, SO INTENSIV UND IN DER REGEL AUCH SO GUT IN IHREN FAMILIEN GEPFLEGT WIE HEUTE.« EINE AUSSAGE DES NATIONALEN ETHIKRATS.

Gefährten auf einem neuen Weg

Ehepartner, Geschwister und Kinder, Freunde und Nachbarn brauchen oft lange, bis sie Auffälligkeiten im Verhalten eines alternden Menschen als Problem erkennen. Wenn die- oder derjenige zu Hause in gewohnter Umgebung lebt, fällt es eben kaum auf, dass seine geistigen Kräfte nachlassen. Die typischen Abläufe funktionieren oft lange Zeit weiter reibungslos. Doch jede kleine, unerwartete Veränderung des Alltags kann die Situation ändern. Die Vergesslichkeit kommt dann oft plötzlich deutlich und in vollem Umfang zum Vorschein.

Werden leise Befürchtungen zur Realität, weil ein kompetenter Arzt eine Demenz diagnostiziert, reagieren Angehörige und Freunde oft erst einmal mit Schrecken und Abwehr. In dieser Situation fühlen sich viele hin- und hergerissen zwischen Hilfsbereitschaft einerseits und Egoismus andererseits. Dann fallen in hitzigen Diskussionen manchmal Sätze wie »Du willst unsere Mutter nur krankreden« oder »Wir telefonieren doch regelmäßig, da hätte ich doch gemerkt, dass unser Vater seltsam wird«.

Irgendwann zeigt sich aber vielleicht allen, dass die Fähigkeiten des geliebten Menschen für die Bewältigung des Alltags einfach nicht mehr ausreichen. Oder es ereignet sich ein Unfall und ganz plötzlich muss Hilfe her. Spätestens dann ist es Zeit, den Familienrat oder eine Helferkonferenz einzuberufen und die Organisation der Pflege von Grund auf gemeinsam zu besprechen.

Nur ja niemandem zur Last fallen

Bemerken die Betroffenen selbst ihre zunehmende Vergesslichkeit und fühlen sich nicht mehr in der Lage, den Alltag noch lange zu bewältigen, sagen sie oft: »Ich gehe ins Heim. Ich will euch nicht zur Last fallen.« Wer hätte das Herz, solche Sätze ernst zu nehmen, wenn sie spontan fallen?

Anders sieht es aus, wenn sich derjenige bereits seit einer Weile mit diesen Gedanken beschäftigt hat. Gute professionelle Pflege ist eine ernst zu nehmende Option, über die man in Ruhe ohne Vorurteile reden sollte.

Und was spricht eigentlich gegen ein paar gemeinsame Familienausflüge zum Begucken solcher Angebote? Ruhig mit Kind und Kegel losfahren und mit einer Checkliste zum Abhaken (ab Seite 158). Kinder und Jugendliche sind dabei ideale Begleiter, weil sie unvoreingenommen reagieren, eine scharfe Beobachtungsgabe besitzen und oft kein Blatt vor den Mund nehmen. Ihre Äußerungen bringen oft neue Einblicke oder lockern unvermutet die Stimmung auf.

Oh Gott, was sollen wir tun?

Wenn man rechtzeitig weiß, was bei der Pflege eines Angehörigen auf einen zukommt, kann man den Kopf cool halten und das Gemüt ruhig. Wenn nicht, steht man unvorbereitet vor einer großen Aufgabe. Und hat immer noch die Wahl, ob man besonnen oder kopflos reagiert.

NATÜRLICH WOLLEN ALLE NUR DAS BESTE FÜR DIE BETROFFENEN – ABER WIE DAS BESTE AUSSIEHT, KANN ZU BEGINN EINER PFLEGE-HERAUSFORDERUNG KAUM JEMAND MIT SICHERHEIT SAGEN.

Die meisten sind für die Aufgabe, vor der sie in Sachen Pflege stehen, schließlich nicht ausgebildet. Gegenüber professionellen Kräften haben sie jedoch den Vorzug, den Erkrankten gut zu kennen. Sie können ihm ermöglichen, mit vertrauten Gesichtern in der gewohnten Umgebung weiterzuleben und zumindest einen guten Teil der lieb gewonnenen Gewohnheiten auch weiterhin zu genießen. Ihre Zuwendung besitzt also eine immense Bedeutung. Dennoch ist die Betreuung zu Hause nicht in jedem Fall die beste Möglichkeit.

Das Krankheitsbild der Demenz erfordert so viel Wissen wie keine andere Pflege. Wer richtig helfen will, braucht medizinisches Know-how über Anzeichen von Verschlechterungen und über den möglichen Verlauf. Er muss über das Wissen, wie man richtig pflegt, verfügen – und über einige Körperkraft. Es geht auch nicht ohne erlernte Fähigkeiten für den manchmal schwierigen Umgang mit dem Erkrankten.

Wichtig sind sogar technische Kenntnisse zur Sicherung der Wohnung (ab Seite 130) sowie ein kluges Management der Finanzen (ab Seite 64). Um all das und mehr wird es in den folgenden Kapiteln gehen, damit ein Überblick entsteht, der auch vage Ängste mindert. Doch kein noch so gründlich recherchiertes Buch kann eine Pflegeausbildung und gelebte Erfahrung vollkommen ersetzen.

NICHT WARTEN! GLEICH MIT HILFE STARTEN!

Viele Angehörige trauen sich anfangs die Pflege allein zu. Davon raten aber alle, die es ausprobiert haben, dringend ab. Auch Fachleute warnen. Alleingänge sind einfach viel zu kräftezehrend und können der Gesundheit des Pflegenden auf längere Sicht enorm schaden. Verrückterweise ist gerade die zeitliche Überlastung später der Hauptgrund, weshalb Pflegende keine Hilfeleistungen in Anspruch nehmen. Es fehlt ihnen in schwie-

DER BONUS FÜR HELFER

Um nicht nur die schwierigen Seiten anzusprechen, gleich Folgendes: Gute Werke lohnen sich auch für den, der sie tut. Wer sich um andere kümmert, lebt nämlich länger. Das zeigen Studien. Forscher gehen davon aus, dass bei einem moderaten Maß von Engagement positive Effekte auf die Gesundheit zu erwarten sind. Nur extreme Belastungen ohne Erholungspausen wirken sich negativ aus. Gelingt also gute Pflege, steckt in der Lostrommel so etwas wie ein Hauptgewinn. Zu erlangen sind über die eigene höhere Langlebigkeit hinaus neue Nähe und die Befriedigung, etwas zurückgeben zu können.

rigen Krankheitsphasen schlicht die Zeit, sich ordentlich um derartige Angebote und Alternativen zu kümmern.

Frühzeitig sondieren

Gesetzliche Leistungen und private Hilfsangebote unterstützen Pflegende besser und vielfältiger, als man glauben könnte. Man muss sich nur auskennen. Also lieber gleich nach der Diagnose oder schon beim Verdacht darauf Rat suchen und die regionalen Hilfsmöglichkeiten sondieren (siehe Infokapitel ab Seite 164). So früh wie möglich bei der Krankenkasse anrufen und sich dort über die Pflegekasse informieren. Am besten kommt eine geschulte Pflegekraft ins Haus und schaut sich an, was möglich ist. Die Pflegekasse trägt die Kosten für diese Beratung allerdings erst, wenn die Diagnose feststeht.

Schon seit 2009 haben alle, die Leistungen aus der Pflegeversicherung erhalten, einen Anspruch auf individuelle Beratung durch professionelle Pflegeberater. Das ist eine Riesenhilfe, selbst wenn man sich später für andere Lösungen entscheidet, als der Berater vorgeschlagen hat.

Darüber hinaus sammelt man am besten möglichst viele verschiedene Ideen im eigenen Umfeld und bei regionalen Selbsthilfegruppen der Alzheimer Gesellschaft.

Vor allem aber gilt es, den Input des Pflegebedürftigen selbst einzuholen und ernst zu nehmen. Trotz ihrer Vergesslichkeit wissen die Erkrankten oft erstaunlich genau, was für sie gut ist und was nicht. Studien zeigen, dass Menschen selbst in einer fortgeschrittenen Phase der Demenz sensibel wahrnehmen, was um sie herum geschieht, und dass sie konkrete persönliche Wünsche haben. Es ist also ein elementares menschliches Gebot, ihre jeweils noch mögliche Selbstbestimmung zu achten.

Je vielfältiger die Ideen sind, desto besser gelingt oft die Pflege

Es gibt Menschen, die sich vor dem Kauf einer Kaffeemaschine gründlicher informieren als vor der Entscheidung, wie sie einen Angehörigen pflegen werden. Dabei können Ad-hoc-Aktionen und Spontimethoden dem Pflegebedürftigen schaden und zu Familienkrisen führen. Besser man verschafft sich einen Überblick über die Möglichkeiten und sortiert dann die Fakten. Im Internet Erfahrene finden beim Herumklicken fast immer regionale Angebote. Sie können zusätzliche Hilfsmöglichkeiten, Herausforderungen und Hürden in den Blick nehmen und die anderen in der Familie und im Freundeskreis darüber informieren.

Wenn man sich nicht so fit fühlt in der digitalen Welt, helfen jüngere Leute aus dem Bekanntenkreis oder der Nachbarschaft meist gern. Dafür einfach mal herumfragen oder sogar Zettel mit der Suche nach Hilfsmöglichkeiten aushängen. Je mehr Informationen und handfeste Möglichkeiten in der Nähe der Wohnung zur Wahl stehen, desto besser geht es langfristig allen Beteiligten. Dann lässt sich häusliche Pflege von Anfang an gut planen und die große Überforderung kann bestenfalls vermieden werden.

Wichtig auch über das rein Internettechnische hinaus: Unbedingt den Nachwuchs der Familie beteiligen. Viele Jüngere und auch schon relativ kleine Kinder leisten gern einen Beitrag, wenn man ihnen das Wesen der Erkrankung erklärt. Ihr oft unbeschwert aufgeschlossener Zugang tut vergesslichen Angehörigen besonders gut. Und ihre gern mal

PFLEGE? WAS LIEGT EIGENTLICH AN?

Anfangs können sich Menschen mit Gedächtnislücken selbst versorgen. Später steigt ihr Bedarf an Unterstützung. In jedem Fall ist es gut, sich von den Aufgaben, die einen erwarten können, ein Bild zu machen. Die Aufgaben:

Teilnahme ermöglichen: Sport und Bewegung organisieren, kulturelle Aktivitäten, Kirchenbesuche und geliebte Hobbys ermöglichen. Besuche bei Freunden, Nachbarn und Familienmitgliedern arrangieren.

Mobilität: Begleiten bei Aktivitäten, bei Arztbesuchen, Rehabilitationsmaßnahmen und Therapien. Hilfe beim Aufstehen und Zubettgehen, beim An- und Auskleiden, beim Gehen und Treppensteigen.

Körperpflege: Erkrankte regelmäßig waschen oder baden. Bei der Zahnpflege, beim Frisieren, der Nagelpflege und der Rasur unterstützen. Hilfe beim Gang zur Toilette, gegebenenfalls Windeln wechseln.

Essen & Trinken: Mahlzeiten zubereiten, auftischen und wenn nötig anreichen, früher hieß das »füttern«. Getränke bereitstellen und zum Trinken anregen.

Hauswirtschaft: Einkaufen, putzen, Wäsche wechseln und waschen, Haushaltsgeräte sichern, überwachen und instand halten.

Finanzielle Versorgung: Geldangelegenheiten regeln, Zuschüsse beantragen, Umgang mit Banken, Versicherungen, Kassen und Behörden managen.

unkonventionellen Ideen können manchmal Wege aufzeigen, wo man zuvor den Wald vor lauter Bäumen nicht sah.

Eines schickt sich nicht für alle ...

Kennst du einen an Demenz Erkrankten, kennst du alle? Mitnichten! Es gibt keine zwei, die sich gleichen. Der eine braucht zu seinem Glück eine Begleitung, damit er sich beim Joggen nicht verläuft, die andere ist begeistert, wenn jemand ihr Märchen vorliest.

Bei einigen schreitet die Vergesslichkeit schnell fort, sodass sie irgendwann nur noch wenig allein gelassen werden sollten, bei anderen gibt es nur ein paar Einschränkungen im Alltag, für die Unterstützung nottut. Für jeden will ein eigener Weg gefunden werden, um Selbstbewusstsein und Wohlbefinden der Betroffenen so lange wie eben möglich zu erhalten und zugleich die Kräfte der Pflegenden zu schonen. Aber wie soll der individuelle Weg aussehen? Und wie kriegen Angehörige es auf Dauer hin?

Wer Pflege nicht von vornherein als anspruchsvollen Job betrachtet, den man erlernen muss, wird darin keine Befriedigung finden. Das wäre etwa so, als wolle man ohne Bergschuhe und Training auf den Großglockner steigen. Also unbedingt Schulungen nutzen, die helfen, den individuellen Alltag zu meistern, ohne sich aufzureiben. Pflegekurse und andere Workshops für Angehörige werden von der Alzheimer Gesellschaft und den Wohlfahrtsverbänden angeboten (siehe Infokapitel ab Seite 164) und sie sind meistens kostenlos.

Unterschätzen Sie die neue Herausforderung nicht. <u>Ohne Unterstützung durch Fachleute und Selbsthilfekreise machen sich Laien das Leben unnötig schwer.</u> Denn Pflegende können die Menschen in ihrer Obhut und sich selbst oft schon mit kleinen Veränderungen und einfachen Mitteln glücklich machen. Man muss nur wissen, wie.

Seien Sie schlau!

Hilfe kommt aber natürlich nicht nur von professioneller Seite, sondern auch aus dem Freundes- und Bekanntenkreis, von Nachbarn und Sport- oder Chorfreunden. Alles, was möglich und denkbar ist, sollte einbezogen werden. Nach dem Bekanntwerden der Diagnose wird ja oft gefragt: »Was kann ich für euch tun?« Kluge Leute sagen dann nicht gleich: »Wir schaffen das schon!«, sondern freuen sich über jedes Angebot. Schließlich unterschätzen wir tendenziell meist, was alles zu leisten ist.

WISSENSWERT: KLEINE HILFEN VERLEIHEN AUCH DEN HELFERN EIN GUTES GEFÜHL. UNSER GEHIRN IST FÜR MITGEFÜHL KONSTRUIERT, DAS IST ES, WAS UNS ZU SOZIALEN WESEN MACHT.

Kleine Freundschaftsdienste erleichtern es dem Pflegenden auf Dauer ganz erheblich. Für einen Kumpel aus dem Sportverein ist es vielleicht nur eine kleine Mühe, den Erkrankten für ein Event oder ein Training abzuholen und ihn wieder heimzubringen – aber für den Pflegenden ist es eine Riesenentlastung. Eine Bekannte hat selbst Freude daran, mit dem Vergesslichen Karten zu spielen – den

Pflegeaktiven fehlt dafür vielleicht gerade die Geduld. Und wenn eine Nachbarin dafür sorgt, dass die fertig vorgerichteten Medikamente pünktlich genommen werden, kostet sie das täglich vielleicht zehn Minuten, erspart dem Hauptpflegenden aber womöglich weite Wege oder einen Pflegedienst. Es spricht also nichts dagegen, im Umfeld um kleine Gefälligkeiten zu bitten.

Hallo, hier sind Jobs zu vergeben

Die Anforderungen, die auf Pflegende früher oder später zukommen, sind vielfältiger, als man anfangs denkt. Neben Tätigkeiten, die Zeit und Engagement verlangen, gibt es viele, die selten auftauchen oder schnell erledigt sind. Teamarbeit ist wichtig, denn was dem einen große Mühe bereitet, gelingt einem anderen vielleicht spielend. Also sollte man sich die Zeit für eine Fragestunde in der Runde der möglichen Helfer nehmen. Das kann sehr gut im Rahmen der »Helferparty« geschehen, um die es auf Seite 39 gehen wird.

- Welche Aufgaben müssen wir bewältigen? (siehe Kasten Seite 32)
- Wer ist bereit, aktiv mitzuhelfen?
- Wer hat wann Zeit?
- Wer kann Geld beisteuern?
- Gibt es einen Hauptpflegenden? Und wer springt ein, um ihn gelegentlich oder nötigenfalls auch dauerhaft abzulösen?
- Gibt es eine Betreuungsvollmacht? Falls nicht, wer wendet sich an das Betreuungsgericht und übernimmt die rechtliche Betreuung? (siehe Infokapitel ab Seite 164)
- Wo pflegen wir unseren Angehörigen? In seinem gewohnten Haushalt? Oder soll der Pflegebedürftige bei einem von uns wohnen? Ist die Wohnung dafür groß und sicher genug?

- Handeln wir verantwortungslos, wenn wir unseren Angehörigen in seiner Wohnung allein lassen?
- Dürfen wir notfalls auch gegen seinen Willen handeln, wenn wir seine Wohnsituation verändern?
- Wer kümmert sich um seine Gesundheit und eventuelle Medikamente?
- Reicht es für den Anfang, wenn jemand täglich vorbeigeht?
- Ist eine Tagespflegeeinrichtung besser? Suchen wir nach einem guten Heim? Oder wären Pflegekräfte aus Osteuropa die Lösung?
- Bieten die ambulanten Pflegedienste genügend Hilfen?
- Brauchen wir Nachtdienste? Können wir sie abwechselnd übernehmen oder wollen wir Profis bezahlen?
- Suchen wir lieber einen Platz in einer Pflegewohngemeinschaft? Wie hoch ist der zeitliche Einsatz, reicht unser Geld dafür?
- Welche Dienste – Pflegedienste, Reinigungshilfen, geliefertes Essen – wollen wir in Anspruch nehmen?
- Wer verfügt über pflegerisches Wissen oder besucht entsprechende Schulungen? Wer kümmert sich um die Zusammenarbeit mit dem Pflegedienst?
- Wer übernimmt anstehende Transporte und Fahrdienste?
- Wer managt die Finanzen, beantragt Pflegegeld oder andere Zuschüsse, prüft Konten und bezahlt Rechnungen?
- Gibt es Freunde, Bekannte oder Nachbarn, die regelmäßig kleinere Jobs übernehmen würden?
- Welche Freiräume wie Urlaube, freie Abende und Tage wollen wir als Pflegende für uns unbedingt einplanen?

Alltagsgeschichten

IMMER WIEDER FREITAGS

Ein Pflegedienst, zwei Töchter und zwei erwachsene Enkelsöhne hatten bereits klatschnass versagt und aufgegeben. Nur mit Tobias, dem Ältesten, lässt das vergessliche Familienoberhaupt die wöchentliche Reinigungsprozedur ohne handgreifliche Proteste über sich ergehen. Dafür fährt der Enkel freitags nach dem Job vierzig Kilometer zu seinem Großvater und lässt für ihn das Badewasser mit Apfelschaumbad ein. Man hört die beiden im Badezimmer laut lachen und Fanlieder vom Fußball singen. Derweil putzt der Rest der Familie Vaters Wohnung, prüft Rechnungen, klärt Zuständigkeiten oder kocht für alle.

AUCH BOSSE WERDEN SCHWACH

Damals, als sie eine Weile nach Mutters Tod seine Vergesslichkeit entdeckten, waren die Familienmitglieder schockiert gewesen. Der Vater, von allen nicht nur im Spaß »Boss« genannt, war nicht mehr derselbe. Früher hatte er die Familie zusammengehalten und es geschafft, die größten Probleme im Nu kleinzukriegen. Alles vorbei! Nun mussten Kinder und Enkel für ihn da sein, Zeit und Geld opfern. Aber der »Boss« war nicht dankbar, er schämte sich seiner Vergesslichkeit, wurde heftig und laut, wenn man ihn darauf hinwies. Seine Familie war auf dem Weg in die Zwietracht.

KNOW-HOW BRINGT FRIEDEN

Erst als die beiden Töchter beschlossen, in eine Selbsthilfegruppe für Angehörige zu gehen und gemeinsam einen Demenz-Pflegekurs zu besuchen, zeigte sich Licht am Horizont. Mit ihrem neu erworbenen Wissen gelang es den Frauen, die Wogen zu glätten. Bald konnten alle wieder miteinander reden. Schließlich entschieden sie: Die Woche über kommt der Pflegedienst, Mittagessen wird geliefert. Frühstück und Abendessen macht die im Haus wohnende Schwester, die alles im Blick behält. Sie managt auch schwierige Arztbesuche und kauft ein. Für ihre Arbeit erhält sie aus Vaters Budget einen Beitrag zu ihrer mickerigen Frührente. Den Rest der anfallenden Arbeit leistet immer der, der das, was ansteht, am besten kann oder der gerade Zeit hat.

Sicher, manchmal fließen Tränen, wenn durch die Ereignisse der vergangenen Woche wieder mal klar wird, dass es mit dem »Boss« weiter bergab geht. Irgendwann, das wissen alle, wird es auf einen Platz im Pflegeheim hinauslaufen. Sie fürchten die hohen Kosten der besseren Heime. Trotzdem: Auf den Freitagabend freuen sich alle irgendwie. Es ist ein Ritual, ein Abschluss der Woche, nur für Kinder und Enkel, für den inneren Helferkreis. Die Angeheirateten bleiben ohnehin gern weg, weil man den Vater schon sehr mögen muss, um seine neuen Tischsitten zu tolerieren.

HELFEN MACHT FREUDE. WIRKLICH!

Eine große Familie, viele Freunde und super Nachbarn, das ist der Idealfall. Wenn viele Menschen regelmäßig mit anpacken und einige spontan einspringen können – perfekt!

Eine Familie ist eine ganz besondere Gemeinschaft, in der idealerweise einer für den anderen einsteht. Also sollten sich im Krisenfall wie dem einer schwierigen Diagnose möglichst alle aus der Familie zusammensetzen. Ehepartner, Geschwister, Schwägerinnen und Schwäger, Kinder, Enkel und Urenkel, Cousins und Cousinen – und dazu am besten noch Freunde, Bekannte und Nachbarn. Wenn sich alle abstimmen, gelingt die Pflege naturgemäß am besten.

EINSATZKRÄFTE SAMMELN: WER MACHT MIT?

Warum nicht alle einladen und eine Party daraus machen? Einfach über alles reden. Pflege ist nicht nur Arbeit, sondern bietet auch die Chance, gemeinsam für eine gute Sache da zu sein. Ist der Kreis groß, lohnt es sich, die Meinungen aller rechtzeitig einzusammeln, bevor man sich zusammensetzt. Oft gelangen alle zu neuen Einsichten, wenn frische Ideen auf dem Tisch liegen.

Unstimmigkeiten gibt es natürlich überall. Die werden leichter beigelegt, wenn man bereits zu Beginn eines Treffens deutlich zeigt, wie sehr man einander schätzt und dass alle zusammengehören. Jeder Mensch wünscht sich Lob und gute Worte. Nur wird im Alltag vieles, das richtig gut läuft, als selbstverständlich angesehen und nicht genug honoriert. Sprechen wir also erst einmal ein Lob aus für alles, was super war – für die reparierte Duschstange, das Einrichten des Smartphones oder den Abtransport der Gartenabfälle. Das macht eine schöne Stimmung, sorgt für echte Zusammengehörigkeit und motiviert für alles Kommende.

Ein Treffen unter Angehörigen kann trotzdem anstrengend werden. Manchmal stören Konflikte aus der Vergangenheit die Teamarbeit. Denn beim Thema Pflege kommt leicht etwas ans Licht, das bis dahin unter den Teppich gekehrt wurde. Erinnerungen an manches, das in der Familie geschah, würde der eine oder die andere gern löschen. Und nicht selten verrennt sich jemand in unschöne Details von vorgestern.

Für den Pflegebedürftigen ist es natürlich besser, wenn alle den Blick nach vorn richten. Was tun wir morgen, was übermorgen? Wie planen wir späte Krankheitsphasen, wenn die Pflege anspruchsvoll wird? Bei allzu häufigen Rückgriffen auf die Vergangenheit hilft manchmal ein Sparschwein, in das jeder eine Münze stecken muss, der wieder einmal sagt: »Aber du hast damals …« oder »Mutter hätte schon vor Jahren …«

WIE SCHÖN, WENN ES HEISST: »SELBSTVER-STÄNDLICH SIND WIR FÜR DICH DA! WEIL WIR DICH MÖGEN, WEIL WIR ZUSAMMENGEHÖREN, WEIL HILFSBEREIT-SCHAFT GLÜCKLICH MACHT.«

Benennen wir es klar: Auch in friedlichen Familien gibt es Menschen, die wollen nicht diskutieren, sondern recht haben. Sie sind an der Meinung anderer nicht interessiert und wollen sich nicht umstimmen lassen. Es geht ihnen darum, den eigenen Standpunkt bestätigt zu sehen. Doch auch hier gibt es einen einfachen Weg. Sagt man ihnen: »Klar, so habe ich es noch gar nicht gesehen. Ich

verstehe, was du meinst«, ist ihre Welt plötzlich in Ordnung. Dann fällt es ihnen leichter, konstruktiv mitzuarbeiten.

Diskussionen, die sich nur im Kreis drehen, verhindert man am besten, wenn man den umstrittenen Standpunkt mit eigenen Worten noch einmal wiedergibt. Sachlich, ohne Wertung: »Also du meinst so und so, dies und das.« Neutrale Formulierungen verhindern dabei Missverständnisse und klären die Fakten. Darüber hinaus fühlt sich der andere verstanden und ernst genommen. Und das konstruktive Gespräch kann weitergehen.

Wer hilft, wer zahlt?

Bei schwierigen Entscheidungen wirkt manchmal auch die Frage an die Beteiligten, wie sie selbst später einmal gepflegt werden möchten, kleine Wunder. Natürlich bringt nicht jeder die naturgegebenen Fähigkeiten mit, die im Umgang mit einem Erkrankten erwünscht sind. Eine Aufgabe in der direkten Pflege zu übernehmen ist eben nicht jedermanns Sache. Doch werden sich für jeden in der Crew Aufgaben finden, mit denen er andere entlasten kann. Ist das Geld knapp, freuen sich alle, wenn jemand, der weit weg wohnt, keine Zeit hat oder einfach nicht mitmachen will, stattdessen jeden Monat einen bestimmten Betrag überweist, mit dem man zum Beispiel Hilfsdienste oder notwendig gewordene Anschaffungen für die Wohnung des Erkrankten bezahlen kann.

Grundsätzlich gilt: Lieber wenige, aber dafür sehr unterschiedliche Pflegemöglichkeiten einbeziehen. Das ist besser, als über zahlreiche einander ähnliche Modelle zu diskutieren. Hängt der Haussegen bei den Debatten darüber allzu schief, kann einer der Anwesenden sich als Friedensengel profilieren und dafür plädieren, dass alle sich dem Erkrankten zuliebe einen Schritt aufeinander zubewegen. Bloß niemanden bedrängen! In der Ecke, in die man ihn treibt, steht kein Verhandlungstisch.

Wenn alle zu sehr durcheinanderreden, vertagt man das Treffen vielleicht und holt sich für das nächste Mal einen Außenstehenden als neutralen Moderator oder Mediator. Es gibt sogar Pflegekräfte, die dafür ausgebildet sind, Familien in schwierigen Situationen zu beraten. Dafür sollte man in lokalen Beratungsstellen nachfragen (ab Seite 164).

Gemeinsam mit dem tagen, um den es geht?

Eine Frage, die viele bewegt: Soll der vergesslicher werdende Angehörige dabei sein, wenn der Helferrat tagt? Ja! Klar doch! Denn es geht ja um ihn! Selbst wenn die geistigen Fähigkeiten deutlich nachlassen, sprechen viele ihre Wünsche ganz klar und eindeutig aus. Unglücklicherweise haben Angehörige oft schon kurz nach der Diagnose das Gefühl, für den Erkrankten antworten und handeln zu müssen, obwohl derjenige noch sehr wohl in der Lage ist, sich selbst zu äußern. Das wirkt oft sehr verletzend und macht eine zukünftige Pflege nicht einfacher. Also lieber mit Geduld genau zuhören, um zu verstehen, was ihm oder ihr wirklich wichtig ist. Dem Erkrankten dafür viel Zeit lassen und ihm deutlich machen, dass seine Wünsche gewürdigt werden und wirklich zählen.

Ist die Vergesslichkeit zu weit fortgeschritten, gelingt es vielleicht nicht mehr, ihn einzubeziehen. Aber dann hilft manchmal eine Umfrage: Was meint ihr, was hätte er oder sie gewollt, was hat der- oder diejenige vielleicht schon einmal dazu geäußert?

»Wir können es hinkriegen«

Wie man an schwierige Entscheidungen herangeht, ist auch eine Frage des Typs. So wollen Männer oft erst einmal Zahlen und Fakten hören: Wie viel Zeit muss ich aufbringen, müssen wir umbauen, wie viel Geld steht für Pflegedienste zur Verfügung? Die meisten Frauen möchten sich lieber in eine Situation einfühlen, mit allen in Ruhe reden und Harmonie schaffen.

Temperamentvolle Zeitgenossen feuern ihre Entscheidung gern spontan und heftig heraus, sind aber am Ende (hoffentlich) kompromissbereit. Opportunisten legen sich weder quer noch fest. Sie warten in Ruhe ab, welcher Meinung sie sich am Ende anschließen können. Mit etwas Geduld bringt man alle unter einen Hut.

Eine gute Entscheidung braucht Gefühl und Verstand, also Intuition ebenso wie fundierte Informationen. Der schlechteste Ratgeber ist die Angst, der zweitschlechteste das Vorurteil. So nimmt zum Beispiel bisher nur ein geringer Anteil der Pflegenden die Tagespflege (siehe Seite 155) in Anspruch, die jedoch – was wenige Angehörige wahrnehmen – dreifach positiv wirkt: Sie entlastet Pflegende, fördert die erkrankten Angehörigen und schützt sie vor Vereinsamung. Denn die kommt gerade bei der familiären Pflege häufig genug vor.

In Debatten zeigt sich, was man immer schon ahnte: Jede Lösung hat ihre Vor- und Nachteile. Der Kompromiss muss liebevoll, anständig, vernünftig, praktikabel und bezahlbar sein. Alles in allem reichlich Stoff zum Nachdenken.

Am Ende eines Angehörigentreffens steht die Frage: »Also, wie ist es? Stürzen wir uns gemeinsam in das große Abenteuer der Pflege? Machen wir das Beste daraus? Es könnte ganz großes Kino werden, wenn wir als Family die richtige Einstellung entwickeln und alle gemeinsam fest entschlossen sind, über die Flops zu lachen, die ein nachlassendes Gehirn nun mal unausweichlich produziert. Mensch, Papa, Opa, Mama, lacht doch mit!« Wenn dann nach allen Debatten von der Runde zurückkommt: »Okay – wir sind dabei! Und zwar richtig!«, dann wird alles leicht. Denn wenn die Pflege gelingt, bereichert das eine Familie und stärkt ihre Bande für immer. Die Absprachen sollten allerdings verbindlich sein und in regelmäßigen Abständen überprüft und – wenn nötig – verändert werden.

DIE HELFERPARTY

Gut, wenn jemand das Zusammentreffen vorbereitet, die Rolle des Gastgebers übernimmt und vielleicht auch moderiert. Folgendes ist wichtig:

- Eine Themenliste vorbereiten, den zeitlichen Rahmen auf höchstens zwei Stunden eingrenzen, Störungen vermeiden.
- Alle bitten, sich selbst schon ein bisschen zu informieren und sich ein Bild davon zu machen, was der Pflegebedürftige braucht (siehe Kasten 32). Vielleicht vorher Unterlagen bereitstellen.
- Vereinbaren, dass jeder nur über sich selbst und über seine Eindrücke spricht. Keine Kritik an der Meinung der anderen erlaubt.
- Keine bohrenden Fragen dulden und kein Drängen auf schnelle Entscheidungen.
- Wichtige Punkte wie etwa Kosten und finanzielle Situation mit schriftlichem Hintergrundmaterial versehen.
- Klären, ob man sich in einem großen Ziel einig ist: Möglichst lange zu Hause pflegen, ohne dass die Angehörigen sich auspowern und der Pflegebedürftige zu kurz kommt.
- Abwechselnd reden, jeder bekommt die gleiche Redezeit. Dafür eventuell einen Küchenwecker oder den Timer im Smartphone einstellen.
- Ist der Teilnehmerkreis größer als vier oder fünf Personen und sind Kontroversen zu befürchten, jemanden als Moderator hinzubitten, der gut ausgleichen kann.
- Die Ergebnisse mitschreiben lassen, sie am Ende noch einmal vorlesen und um Bestätigung aller bitten. Eventuell mit Datum als Protokoll für alle kopieren.
- Regelmäßige weitere Treffen mit allen planen. Falls einige Angehörige dafür zu weit entfernt wohnen, kann man sich per Videotelefon abstimmen oder mithilfe von Messengerdiensten kommunizieren.

SOLL ICH ODER NICHT?

Was hilft bei der Entscheidung, ob man als Hauptverantwortliche(r) die Pflege eines Angehörigen übernehmen sollte?

◆ Informationen besorgen, also beispielsweise dieses Buch durchlesen und für persönliche Fragen die Adressen im Infokapitel am Ende nutzen.

◆ Alle Bedürfnisse des Kranken prüfen (siehe Kasten Seite 32), die finanzielle Situation durchchecken und die notwendigen Maßnahmen bedenken.

◆ Konkret feststellen, wer täglich helfen und wer ab und zu einspringen kann. Kritisch abwägen, ob die eigenen Kräfte und die Möglichkeiten der Unterstützung ausreichen.

◆ Ein Team von Helfern zusammenstellen, es können Familienmitglieder sein, Profis und/ oder ehrenamtliche Kräfte. Dabei unbedingt genügend Freiräume und freie Zeiten für alle Beteiligten einkalkulieren.

PLÖTZLICH PFLEGE UND ALLEIN AUF WEITER FLUR?

Ein Pflegefall tritt oft unerwartet ein. In ungezählten Fällen trägt eine einzige Person dann plötzlich die gesamte Last. Klar: Uneigennütziges Verhalten fühlt sich gut an. Selbst dann, wenn der Einsatz uns viel abverlangt. Aber die Pflege kann Jahre dauern und einen Menschen an seine Grenzen bringen. Deshalb sollte niemand allein vor dieser großen Aufgabe stehen.

Es gibt vielfältige Unterstützung von staatlichen Stellen, privaten Organisationen und öffentliche Angebote ehrenamtlicher Natur (siehe ab Seite 42). Um sich Hilfe zu holen, muss man natürlich erst mal wissen, wo man sie bekommen könnte. Das herauszufinden ist der erste und wichtigste Schritt zur gelungenen Pflege. Also ruhig durchatmen, den Telefonhörer oder das Smartphone nehmen und einige Beratungstermine vereinbaren.

Fachkräfte in den einzelnen Institutionen kennen die Möglichkeiten in der Nähe und wissen Bescheid über kostenlose Betreuungsangebote. Sie können vorhandene Unterstützungsmöglichkeiten so abstimmen, dass ein Versorgungsplan entsteht, der dem pflegenden Angehörigen genügend Luft zum Durchatmen lässt.

Adressen und vielfältige Details zu den folgenden Anlaufstellen finden sich auch im Infokapitel ab Seite 164.

• Gesetzliche oder private Krankenkassen und Pflegekassen
• Pflegestützpunkte
• Selbsthilfegruppen der Alzheimer Gesellschaft
• Unabhängige Patientenberatung (UPD)
• Bürgertelefon des Bundesministeriums für Gesundheit
• Sozialamt
• Kommunale Beratungsstellen

Nein, danke? Doch, bitte!

Trotz guter Angebote will mancher keine Hilfe von außen annehmen, weil er glaubt, damit gegen seine moralische Pflicht als Ehepartner, Tochter oder Sohn zu verstoßen. Doch Vorsicht vor solchen Einschätzungen! Genau das Gegenteil ist richtig! Pflegende brauchen Kraft – und die erhält sich nur, wenn sie auch Entlastung erfahren. Nur wer sich frühzeitig Hilfe von außen holt, kann seine Aufgabe auf Dauer gut erfüllen.

Eine zweite Hürde tut sich auf, wenn es der Pflegebedürftige ist, der fremde Helfer rundheraus ablehnt und andere damit unter Druck setzt. Ihn umzustimmen ist nicht immer leicht – aber es ist notwendig. Meist nützt einer der Ratschläge aus der Trickkiste erfahrener Profis. Sie empfehlen beispielsweise, dem Angehörigen seine Hilfsbedürftigkeit nicht vorzuhalten, sondern im Gegenteil darauf hinzuweisen, dass er dem Pflegenden einen Gefallen tut, wenn er Fremde akzeptiert. »Mach es doch mir zuliebe« kommt eben einfach besser an als »Du kommst doch sonst nicht zurecht!«

In hartnäckigen Einzelfällen sollte man nicht zögern, sich psychologische Unterstützung bei einer der öffentlich geförderten Hotlines (siehe Infokapitel ab Seite 164) zu holen.

WENN SINGLES VERGESSLICH WERDEN

Die Zahl der allein lebenden Menschen steigt und mit ihnen auch die der Vergesslichen und Verwirrten ohne Angehörige. Da ist vielleicht der nette verwitwete Nachbar, der einem früher Birnen und Erdbeeren über den Gartenzaun schenkte. Jetzt irrt er manchmal tagsüber im Schlafzeug durch die Straße und reagiert auf die Frage »Kann ich Ihnen helfen, Herr Nachbar?« stumm mit vor Schreck geweiteten Augen. Oder er klingelt um Mitternacht, um zu fragen, wo der Postbote bleibt, weil er Tag und Nacht verwechselt.

FÜR ALLEINLEBENDE, VOR ALLEM SOLCHE OHNE KINDER, EMPFIEHLT ES SICH, SELBST FRÜHZEITIG AN MÖGLICHE EINSCHRÄNKUNGEN IM ALTER ZU DENKEN.

Was kann man dann tun? Ist einem der Hausarzt bekannt, wendet man sich am besten zuerst an ihn als Ansprechpartner. Er hat für seine Patienten eine Fürsorgepflicht. Ebenso gut kann man den sozialpsychiatrischen Dienst des Gesundheitsamtes – notfalls auch anonym – informieren und um Hilfe bitten. Die Mitarbeiter unterstützen ältere Menschen mit nachlassenden geistigen Fähigkeiten und psychischen Erkrankungen. Zu ihren weiteren Aufgaben gehört es, die medizinische Situation zu prüfen sowie einen Hausbesuch zu machen, um die Situation in der Wohnung und dem sozialen Umfeld kennenzulernen. Die Beamten greifen, wenn nötig, unmittelbar ein. Unabhängig vom Sozialpsychiatrischen Dienst können Bekannte und Nachbarn auch das Vormundschaftsgericht darüber informieren, wenn jemand verwirrt, verwahrlost oder orientierungslos erscheint und offensichtlich eine Betreuung benötigt. Das Vormundschaftsgericht kümmert sich dann darum (mehr über amtliche Betreuung ab Seite 66).

EHRENAMT: UNTERSTÜTZUNG AUS NÄCHSTENLIEBE

Ohne das ehrenamtliche Engagement vieler Bürger wäre die Pflege vergesslicher Menschen viel schwieriger. Vor allem Alleinpflegende fühlen sich häufig einsam. Es fällt ihnen schwer, Bekanntschaften zu pflegen – vor allem dann, wenn ihre Kräfte nachlassen. Das freiwillige Engagement anderer Mitmenschen hilft deshalb nicht nur Kranken, sondern auch denjenigen, die mit ihnen leben: durch Zuhören, neue Anregungen – einfach durch die geschenkte Zeit. Besuche von Ehrenamtlichen, die Erfahrung im Umgang mit Demenzerkrankten besitzen, verschaffen Pausen zum Durchatmen und Krafttanken.

Das Deutsche Institut für angewandte Pflegeforschung hat dazu pflegende Angehörige befragt. Ergebnis: Die meisten fühlen sich durch die unentgeltlichen Besuchs- und Begleitdienste Freiwilliger wirklich entlastet. Sie gewinnen dadurch einen neuen Blick auf den Umgang mit dem Erkrankten, schätzen den Beistand und sind insbesondere dankbar für den Austausch mit anderen Menschen.

WO GIBT ES ANGEBOTE?

Besuchs- und Begleitdienste werden von unterschiedlichen Stellen und Einrichtungen angeboten. Gute Ansprechpartner können Gruppen für pflegende Angehörige sein:

- Die regionalen Gruppen der Alzheimer Gesellschaft bieten regelmäßigen Austausch und Unterstützung an.
- Der Freiwilligenverein »Freunde alter Menschen« zum Beispiel vermittelt Besuchspartnerschaften (siehe Infokapitel ab Seite 164).
- Wohlfahrtsverbände wie Johanniter, Malteser oder Caritas organisieren ehrenamtliche Besuchs-, Begleit- und Holdienste für Ältere.
- Auch die Kirchengemeinden sind in der Nachbarschaft gut vernetzt und wissen, wer für eine ehrenamtliche Tätigkeit zur Verfügung steht.

WAS WIRD ANGEBOTEN?

Es finden sich für fast jede Situation engagierte Helfer. Es gibt Bürger, die vergessliche ältere Menschen mit einem Fahrzeug oder zu Fuß zum Friedhof oder zum Gottesdienst begleiten oder mit ihnen in Museen, zoologische Gärten oder zu kulturellen Veranstaltungen gehen. Viele Pflegende und Kranke brauchen diesen Austausch dringend. Fahrdienste helfen ihnen, alte Freundschaften zu pflegen und neue Bekanntschaften zu schließen.

Ehrenamtliche organisieren oftmals auch Einkaufsfahrten für Menschen, die zwar noch zu Hause wohnen, sich aber nicht mehr selbstständig versorgen können. Angesteuert werden dabei Einkaufszentren mit mehreren Geschäften oder Wochenmärkte. Das ehrenamtliche Engagement erleichtert so den Verbleib im eigenen Zuhause und lässt die Erkrankten zugleich am gesellschaftlichen Alltagsleben teilnehmen.

TIERISCH GUT FÜR HUNDEFANS

Hund und Mensch verbindet oft eine enge Beziehung. Vor allem Betroffene, die immer schon Hunde gehalten oder jedenfalls geliebt haben, sind sehr empfänglich für die Zuwendung eines Vierbeiners. Anders als Menschen nähern sich die Tiere unvoreingenommen und akzeptieren den vergesslichen Menschen ganz ohne Vorurteile. Sie vermitteln Nähe, Abwechslung und Lebensfreude.

Neuerdings gibt es sogar eine spezielle Ausbildung zum Demenz-Assistenzhund. Hund und Halter werden für den Umgang mit Vergesslichen ausgebildet – meist finanzieren Spenden das Training sowie notwendige Impfungen und Versicherungen. Assistenzhunde müssen menschenbezogen sein und über eine hohe Toleranzschwelle verfügen. Die Hunde unterstützen Kranke und ihre Angehörigen im Alltag. Ihre Aufgaben werden individuell auf die Bedürfnisse abgestimmt. Oft gelingt es ausgebildeten Therapiehunden und geschulten Besitzern, eine schwierige Pflege zu unterstützen.

Im Alltag reicht es aber oftmals schon aus, wenn der niedliche Nachbarshund regelmäßig für einen Kurzbesuch zum Streicheln ins Haus kommt. Denn es muss nicht unbedingt ein speziell ausgebildeter Hund sein. Alle gut erzogenen, ruhigen, älteren Tiere mit ausgeglichenem Wesen sind geeignet, weil allein die Anwesenheit eines Hundes bewirkt, dass unruhige Kranke sich entspannen. Sie schütten dann nachweislich weniger vom Stresshormon Cortisol aus. Natürlich muss man auch den Hund vor Überforderung schützen und ihm den Rückzug jederzeit offenhalten.

In frühen Stadien der Demenz sind auch längere Spaziergänge mit Hund eine willkommene Abwechslung. Es lohnt sich, dafür bei Pflegestützpunkten, regionalen Alzheimergesellschaften und Gemeindestellen nach Besuchsdiensten zu fragen, bei denen Ehrenamtliche mit ihrem eigenen Hund ins Haus kommen.

In späten Stadien schaffen Tiere oft noch, was Menschen nicht mehr vermögen. Die vorsichtige Annäherung des Hundes, das Gefühl, ein weiches, lebendig warmes Fell zu streicheln, öffnet Wege zu längst verschütteten Körpergefühlen des Kranken. Hunde helfen Menschen, die still und zurückgezogen scheinen, sich neu zu öffnen. Selbst jene, die nicht mehr sprechen und kaum noch Mimik zeigen, lächeln plötzlich und streicheln das Tier.

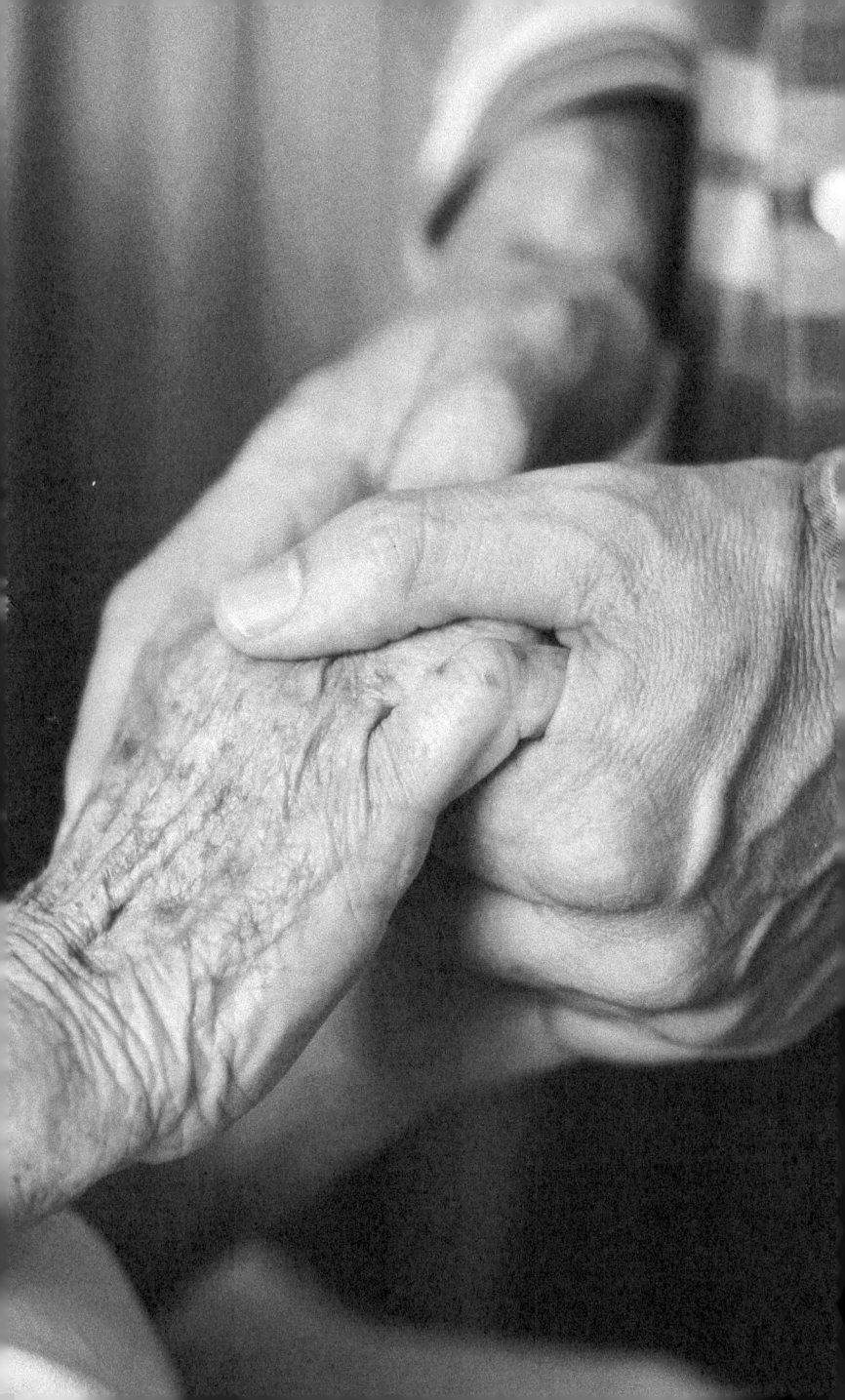

EINSTIEG IN DIE PFLEGE

*Aller Anfang … muss gar nicht so schwer
sein. Gut informiert gelingt der Beginn
der neuen Herausforderung am besten –
sowohl für die Pflegenden als auch für die
Betreuten.*

HÄTTE ICH DAS NUR GEWUSST!

*Fast alle zu Hause Pflegenden sind Autodidakten.
Mühsam und auf vielen Umwegen erarbeiten sie
sich echtes Know-how für den Erkrankten und
Verständnis für seine Lage.*

Im Alltag ist uns die Fähigkeit, logisch zu handeln, so selbstverständlich, dass wir davon kaum etwas bemerken. Schnell mal zum Supermarkt gehen? Klar weiß ich, wo der ist. Wie Einkaufen geht, natürlich auch. Hände waschen, Socken anziehen, Schnürsenkel binden? Mach ich, ohne nachzudenken. Solche alltäglichen Aktionen werden von einem inneren Gefühl der Gewissheit begleitet: Wir wissen im Allgemeinen ziemlich genau, wer wir sind und was wir können.

Menschen mit einer Demenzerkrankung verlieren diese Sicherheit, die Kontrolle über ihr Leben entgleitet ihnen. Manche weinen darüber, wimmern oder stöhnen. Schaut man ihnen ins Gesicht, erkennt man, dass dies kein Anzeichen von Demenz ist, sondern von tiefer, menschlich anrührender Trauer. Die Kranken beklagen ihre Verluste, sie brauchen Trost. Und sie brauchen Angehörige um sich, die ihnen in ihrer Not nahe sind, ihnen

Verlässlichkeit, Sicherheit und Geborgenheit vermitteln. Das verlangt von den Pflegenden viel, nämlich eine gewisse Sachlichkeit, Übersicht und kluges Verhalten – selbst dann, wenn auch sie Gefühle von Verlust, Angst, Einsamkeit und Sorge verarbeiten müssen. Keine leichte Aufgabe! Aber wenn sie gelingt, verbessert sich das Leben für beide Seiten, für Pflegebedürftige und Pflegende.

VIEL HERZ UND HAND

Wer ein vergesslich gewordenes Familienmitglied pflegt, muss diesen Job wie jeden anderen erst lernen. Dabei lohnt es, von den Erfahrungen anderer zu profitieren und manchmal auch, sich abzugucken, wie es die Pflegeprofis machen. Am Ende muss zwar jeder seinen eigenen Weg finden, aber die folgenden Einsichten haben schon oft geholfen, Schwierigkeiten im Alltag zu umschiffen. Es gibt vieles, das man tun kann, um das Leben mit einem vergesslichen Angehörigen einfacher und angenehmer zu machen.

- Die Kranken für sich selbst sprechen lassen, solange es geht. Zu ihren verstörenden Erfahrungen gehört es, dass sie in den meisten Fällen schon kurz nach der Diagnose übergangen werden, weil andere in ihrer Gegenwart und über ihren Kopf hinweg mit den betreuenden Angehörigen statt mit ihnen selbst sprechen. Und auch die pflegenden Verwandten erliegen oft der Versuchung, dem Dementen alles, auch das Antworten, abnehmen zu wollen.
- Noch vorhandene Fähigkeiten nutzen und fördern, nicht überfürsorglich werden. Langsamkeit akzeptieren und ungeschicktes Hantieren mit einem Lächeln begleiten. Am besten man stellt sich jeden Tag neu auf das aktuelle Befinden des Pflegebedürftigen ein.
- Aufgaben anbieten, die noch gut gelingen. Sonst fühlen sich vergessliche Menschen schnell nutzlos. Eventuell einen Ergotherapeuten hinzuziehen (siehe Seite 95).
- Freundlich sein. Mit einem Lächeln, einem lieben Wort und einer sanften Berührung erreicht man verwirrte und in sich zurückgezogene Menschen am besten. Auch vertraute Musikstücke aus den Rubriken Oldies oder Klassik, geliebte Düfte, Lieder und Gedichte helfen ihnen, sich an gute Zeiten zu erinnern.
- Sich zurücknehmen. Es bringt nichts, einem vergesslichen Menschen etwas rundweg zu verweigern, ihn zu kritisieren und zu belehren, ihm Vorhaltungen zu machen oder mit ihm zu streiten.
- Geduldig sein. Besser nie darauf bestehen, dass der Kranke etwas Bestimmtes sofort

und auf der Stelle tut. Wenn er es nicht tun will, macht man lieber erst einmal etwas anderes und versucht es ein paar Minuten später wieder.
- Selbst wenn die geistigen Fähigkeiten sehr abnehmen und man manchmal den Eindruck hat, der Angehörige benimmt sich kindisch: Erwachsene nie wie ein Kind behandeln. Sie spüren es und reagieren auf die Demütigung.
- Umgekehrt nicht beleidigt reagieren, wenn der Betreute etwas Verletzendes sagt. Es ist das kranke Hirn, das redet, nicht der geliebte Mensch. Also am besten die Ohren auf Durchzug stellen und sofort wieder vergessen, was er Unangenehmes gesagt hat. Er vergisst es auch.
- Was immer zur Entscheidung ansteht, Aktivitäten, Mahlzeiten, Kleidung: die Auswahl klein halten. Das macht dem Kranken die Entscheidung leichter.

DIESE KLEINEN REGELN BILDEN EIN GRUND-LEGENDES VERHALTENS-REPERTOIRE FÜR EINEN GELINGENDEN UMGANG MIT ZUNEHMEND VER-GESSLICHEN.

AUSSETZER MACHEN ANGST

Ein schwindendes Gedächtnis verändert das Verhalten. Wie sehr, können wir ahnen, wenn wir uns in eine kleine Szene hineinversetzen. Sie zeigt, wie es einem gehen kann, wenn jedes aktuelle Erlebnis innerhalb von Minuten oder gar Sekunden aus dem Speicher der grauen Zellen wieder gelöscht wird. Also: Der Schornsteinfeger kommt und erklärt, dass er die Rauchmelder prüfen will. Natürlich sehe ich ein, dass er das tun muss, und lasse ihn herein. Er geht an die Arbeit. Minuten später höre ich ein Geräusch aus dem Zimmer, in dem er arbeitet, und sehe dort einen schwarz gekleideten fremden Mann. Weil ich keinerlei Erinnerung daran habe, dass ich selbst ihn vor fünf Minuten in die Wohnung gebeten habe, schreie ich vor Entsetzen laut los …

SO EINE REAKTION IST WEDER VERRÜCKT NOCH WAHNHAFT. SIE ERKLÄRT SICH AUS EINEM VERLORENEN KURZZEITGEDÄCHTNIS, AUS EXTREMER VERGESS-LICHKEIT.

Wo in den Weiten des Gehirns warten die Erinnerungen?

Stockt die fein austarierte Kommunikation zwischen Nervenzellen unterschiedlicher Hirnregionen, verlieren sich Ereignisse, die im Moment zuvor passiert sind, schnell wieder. Dennoch erinnern sich viele auch in späteren Stadien einer Demenz manchmal an aktuelle Erlebnisse. Es ist nur unmöglich, im Voraus zu erraten, welche es sind und wann es geschieht. Erinnerungen an die fernere Vergangenheit sind hingegen noch lange vorhanden. Experten glauben, dass der Mensch mit Beginn des geistigen Abbaus immer weiter zu-

rückfällt in die Prägungsphase seiner ersten 25 bis 30 Lebensjahre. So erinnert sich eine sehr vergessliche betagte Frau noch immer an ihren eigensinnigen Dackel aus Kindertagen und erzählt undeutlich murmelnd von dessen Streichen, die sie seinerzeit sehr amüsiert hatten. Ein Mann berichtet im späten Stadium seiner Erkrankung noch erstaunliche Einzelheiten von der umfangreichen Briefmarkensammlung seiner Jugend, die er eines Tages für gutes Geld verkauft hat. Nur dass er erst vor fünf Minuten ein Stück Torte gegessen hat, das hat er vergessen.

Viele Erkrankte nutzen die noch vorhandenen Kenntnisse und Bilder aus ihrer Vergangenheit, um sich die Gegenwart zu erklären. Es ist ihre einzige Chance. Sieht etwa eine Frau mit großen Erinnerungslücken die vielen Blumentöpfe im Wintergarten eines Bekannten und fragt sich: »Wo bin ich hier?«, fällt ihr mangels anderer Anhaltspunkte vielleicht der Blumenladen ihrer Tante Frieda ein, in dem sie als Kind gern gespielt hat. Und weil es sich um schöne Erinnerungen handelt, ist sie glücklich.

Was würde es bringen, ihr zu erklären, dass Tante Frieda bereits vor 50 Jahren gestorben ist und wir jetzt beim Schulfreund ihres Sohnes zu Besuch sind? Nichts wäre gewonnen. Es würde die Frau nur mit ihrer krankhaften Vergesslichkeit konfrontieren und sie traurig oder sogar verzweifelt zurücklassen.

Natürlich wird in dieser Situation niemand sagen: »Ja klar, wir sind hier im Blumenladen.« Das wäre eine grobe Täuschung. An eine echte Erinnerung anzuknüpfen ist ganz etwas anderes. Indem man auf das eingeht, was die Erkrankte sagt und fühlt, bestätigt man ihre Sicht auf eine beruhigende Weise. Eine gute Bemerkung wäre vielleicht, dass es

»sicher schön war, damals in Tante Friedas Blumenladen, wenn dort im Sommer alles in den prächtigsten Farben blühte«. So ein Satz widerspricht nicht, sondern führt sanft zurück in die Realität.

Wenn wir einen vergesslichen Menschen nicht kritisieren, sondern in seiner Wahrnehmung annehmen, lebt er entspannter. Es ermöglicht ihm, angenehme Gefühle aus der Vergangenheit in die Gegenwart zu übertragen. Mag sein, dass es der Pflegebedürftigen in unserem Beispiel sogar guttun würde, ihr Zimmer mit vielen Blumentöpfen auszustatten. Das könnte ihr die Chance geben, immer wieder gefühlsmäßig in die guten Zeiten mit Tante Frieda zurückzukehren.

»Nie sollst du mich befragen ...«

Diese Zeile aus Richard Wagners Oper »Lohengrin« wird oft scherzhaft verwendet, wenn jemand eine Frage nicht beantworten will oder kann. Als Redensart zeigt sie, wie unbehaglich wir uns fühlen, wenn jemand zu viel wissen will oder wir keine korrekte Antwort parat haben.

Wie muss es dann erst einem Menschen gehen, der sich auf sein Gedächtnis nicht mehr verlassen kann? Ohne den Rückgriff auf seine Erinnerungen weiß er zu den alltäglichsten Themen nichts zu sagen. Schon eine einfache Frage wie etwa »Hast du gut geschlafen?« kann ihn in die Klemme bringen, wenn die grauen Zellen einfach keine Info freigeben,

VORSICHT: ÜBERFORDERUNG

Gehirnjogging, Rätselrunden und andere Denkspiele werden oft als Mittel gegen Demenz beworben. Ihre Wirkung auf Gesunde ist mehr als zweifelhaft. Für Menschen mit bereits deutlichen Erinnerungsdefiziten sind sie nicht nur wirkungslos, sondern sogar schädlich. Gedächtnistraining kann die Krankheit eben nicht aufhalten. Dies zeigte eine Untersuchung am Max-Planck-Institut für neurologische Forschung in Köln. Bei Patienten, deren Gedächtnis in vielen Übungsstunden trainiert wurde, verschlechterten sich die Krankheitszeichen im gleichen Maß wie bei untrainierten Patienten. Dazu kommt aber noch, dass die Gedächtnisübungen einen Erkrankten frustrieren und seine Psyche belasten. Als Pflegender sollte man ihn davor beschützen.

Das heißt auch: Weder mit insistierenden Fragen Stress verbreiten noch zwei Dinge auf einmal verlangen. All das überfordert den Pflegebedürftigen. Die Folge: Er wird unsicher und manchmal auch wütend. Am besten versucht man, ein Umfeld zu schaffen, das den Kranken nicht zwingt, sich präzise an jüngste Erlebnisse zu erinnern oder sich immer wieder neu zu orientieren. Für das geistige und körperliche Wohlbefinden lieber auf zwei andere Methoden setzen, die nachweislich helfen: körperliche Bewegung und viele gute Kontakte mit anderen Menschen. Beide steigern die körperliche Gesundheit, wirken nachweislich positiv auf die Durchblutung des Gehirns und die geistige Leistungsfähigkeit.

was während der Nacht los war. Stressgefühle überfluten den Kranken, sobald er sich dieser misslichen Lage bewusst wird.

DAS TIEFE VERSTÄNDNIS FÜR MENSCHEN MIT DENKSTÖRUNGEN IST DAS WESENTLICHE IM MITEINANDER. IHM FOLGT DAS PRAKTISCHE UND DAS ORGANI-SATORISCHE.

Also stellen wir besser keine direkten Fragen wie etwa: »Wer hat heute früh angerufen?«, »Hast du deine Tabletten pünktlich genommen?« oder »Ist dein Enkel Markus schon da gewesen?« Und wenn wir doch etwas fragen müssen – bloß nicht nachhaken, falls keine Antwort kommt. Der Angesprochene findet vielleicht keine und das macht ihn selbst schon genug traurig oder wütend.

Was hier beschrieben wird, ist natürlich leichter gesagt als im Alltag getan. Es erfordert eine Gesprächstaktik, die ohne allzu direkte Fragen auskommt und trotzdem hilft herauszufinden, was der Kranke braucht. Ein kleiner Kniff: Anstelle von »ich« und »du« Formulierungen mit »wir« wählen. Statt zu fragen: »Willst du einen Kaffee?« könnte man lieber sagen: »Wir könnten vielleicht jetzt einen Kaffee trinken.« Und abwarten, wie der Pflegebedürftige darauf reagiert. Statt zu fragen, ob der Enkel da war, lieber die Sprache darauf bringen, wie schön es ist, dass er so oft zu Besuch kommt. So kommt leicht ein Gespräch in Gang, das am Ende doch die Informationen liefert, die man braucht, ohne dass Druck entsteht.

Vermeintlich bohrende Fragen wie die nach den Tabletten muss man sich vielleicht komplett abgewöhnen, wenn sie den Kranken überfordern. Lieber die Pillen sichtbar bereitstellen und nur daran erinnern, indem man sagt: »Ah, da sind ja noch deine Medikamente!« Es ist eine – wirklich lohnende – Gratwanderung. Denn natürlich müssen wir darauf achten, dass die Tabletten eingenommen werden. Wenn wir zugleich dafür sorgen, dass die Stimmung gut bleibt, haben alle Seiten gewonnen.

HINTERHER IST MAN KLÜGER

Pflege ist eine Probierwissenschaft. Denn jeder vergessliche Mensch lebt mit den Erfahrungen seiner Biografie und reagiert deshalb anders. Nur wenn man in der Pflege aus Beobachtungen lernt, versteht man immer besser, was geht, was gut funktioniert oder was beim Kranken überhaupt nicht ankommt, weil er es vielleicht gar nicht begreift. Fühlt sich der Kranke immer wieder unverstanden, wird er mit der Zeit wütend oder zieht sich entmutigt in sich selbst zurück. Verstehen ist daher in jedem Fall – ob professionell oder in der Familie – der Schlüssel zur guten Pflege.

Alltagsgeschichten

LIEBER GEMEINSAM STATT EINSAM

»Wir haben Grund zur Hoffnung, dass wir Demenzen sehr bald mit Medikamenten verhindern können«, sagte der Professor und legte seine Hand beruhigend auf die der Rat suchenden Frau. Der Hinweis tröstet sie kein bisschen. Sie ist zwar gewohnt, dem Rat der Wissenschaft zu folgen, doch in puncto Pflege war ihre Hoffnung auf Hilfe bisher vergeblich. Hochwertige Forschung, die sie bei der Fürsorge für ihre extrem vergessliche Mutter weiterbringen könnte? Fehlanzeige! »In die Ursachenforschung sind zig Millionen gegangen«, dachte sie erbittert, »für wirkungsvolle Pflegesysteme war wohl nicht viel übrig.«

Dabei möchte sie unbedingt alles richtig machen. Ihre alleinerziehende Mutter war für sie Familie, Kumpel und Coach zugleich gewesen. Immer auf ihrer Seite, handfest als Hilfe, zartfühlend als Kritikerin. Die gebrechliche Frau hatte ein Rundum-Wohlfühlprogramm verdient. Doch nun hetzte ihre Tochter zwischen ihrem fordernden Job und einer Flut pflegerischer Aufgaben entnervt hin und her.

NEUE HEIMAT FÜR WOHLFÜHLPFLEGE

Es war eine Freundin, die ihr von einer Pflege-WG in der Nähe berichtete, von einer Wohngemeinschaft für Menschen mit Demenz. In sechs Einzelzimmern, zwei Bädern und einem großen Wohn-Ess-Bereich plus Terrasse können Bewohner dort mit eigenen Möbeln leben. Morgens und abends kommt der Pflegedienst, genau wie zu Hause. Zwei ausgebildete Alltagsbegleiterinnen schmeißen den ungewöhnlichen Haushalt und binden ihre Schützlinge in die Arbeit mit ein. Haushalt statt Beschäftigungstherapie, Wäscheaufhängen statt Stuhlgymnastik – die Idee leuchtet der Tochter sofort ein.

EIN BISSCHEN WIE ZU HAUSE

Dass gerade ein Zimmer zur Verfügung steht, gleicht einem Wunder. Als Mutter und Tochter zum Probebesuch kommen, sitzen die Bewohnerinnen am Tisch. Der Duft nach Frischgekochtem strömt aus der offenen Küche, alle reden durcheinander. Normalität wie in einer Großfamilie. »Sollte ich selbst eines Tages erkranken, in so einer Gemeinschaft würde ich gern leben«, denkt die Tochter am Abend und rechnet durch, ob das Budget für Zimmermiete, Nebenkosten, Haushaltsgeld und Pflegeleistungen reicht. Immerhin bekommen WG-Bewohner dank des Pflegestärkungsgesetzes seit 2017 einen ansehnlichen Betrag zusätzlich zum Pflegegeld. Und Mutter hat ja zum Glück Ersparnisse.

KUSCHELEINHEITEN GEGEN DEN BLUES

Eine Demenzdiagnose schlägt allen aufs Gemüt, dem Kranken und den engen Angehörigen, die sich um ihn kümmern. Was kann in dieser Situation für Freude und Zuversicht sorgen?

Im Alltag gibt es ein einfaches Rezept gegen das Seelentief: Wärme, Bewegung und regelmäßiger Körperkontakt. Also mal wieder den Kamin anzünden, in die Sauna gehen oder irgendwohin in die Sonne fahren. In jedem Fall aktiv werden. Und kuscheln. Schon zehn Minuten hellen die Stimmung deutlich auf. Denn Berührung und Körperinteraktion rufen komplexe neurobiologische Prozesse hervor. Daraufhin schüttet der Körper Hormone und Nervenbotenstoffe aus, die Ängste eindämmen, die gegenseitige Bindung stärken und die Hirnaktivität positiv beeinflussen. Das wirkt sich auch auf den körperlichen Zustand aus: Das Herz schlägt ruhiger, die Atmung wird gleichmäßiger und wir fühlen uns insgesamt besser.

Was aber ist die Realität bei vielen Menschen mit einer Demenzerkrankung? Sie haben kaum noch Körperkontakt – dabei würden sie gern mal wieder herzlich in den Arm genommen werden. Auch die Sehnsucht nach Erotik sollte man nicht unterschätzen. Wir alle brauchen sinnliche Nähe und Wärme, möchten kuscheln und berühren, genießen und entspannen.

Wer bei einer erotischen Massage oder Streicheleinheiten endlich wieder zärtliche Hände auf dem Körper spüren möchte, kann sich diesen Wunsch auch als vergesslicher Mensch oder erschöpfter Pflegender erfüllen. Anruf oder E-Mail genügt. Es gibt sexuelle Dienstleister, meist sind es Frauen, die helfen, wenn sexuelle Begegnungen sonst schwer möglich sind. Sie helfen, die erotischen Bedürfnisse älterer Menschen durch seriöse und diskrete Dienstleistungen zu enttabuisieren (siehe Seite 170) und kümmern sich jeweils um einen passenden Dienstleister. Gezahlt wird pro Stunde, die ganz »besondere Pflegekraft« kommt ins Haus oder in die Pflegeeinrichtung. Geschlechts- und Oralverkehr gehören nicht zum Angebot.

ICH SEHE DEINE GEFÜHLE

Um einem Pflegebedürftigen zu zeigen, dass man ihn versteht, um Verständnis und Mitgefühl für seine Beeinträchtigung zu verdeutlichen, ist es zunächst wichtig, seine Gefühle zu erkennen. Meist reicht ein Blick ins Gesicht, um zu wissen, ob der andere traurig, wütend, entspannt oder fröhlich ist. Auch seine Gesten und die Haltung seines Körpers sagen mehr als Worte.

Ist derjenige zum Beispiel gekränkt, weil man ihn übergangen hat, verschränkt er vielleicht die Arme, richtet den Blick zur Seite oder wendet sich ab. Schwierige Situationen lassen sich oft entschärfen, wenn man das Gefühl, das man wahrnimmt, benennt: »Du bist jetzt zornig. Das tut mir leid.«

Sagt die- oder derjenige etwas, das man nicht sofort versteht, ist es gut, den Gesichtsausdruck genau zu beachten. Auch der Ton der Stimme und ihre Lautstärke vermitteln Botschaften. Ist der Angehörige aber sehr in sich zurückgezogen – man spricht von Apathie –, verliert er auch die Kontrolle über den eigenen Gesichtsausdruck. Dann muss sich der Pflegende doppelt anstrengen, seine Gefühle wahrzunehmen und zu beachten.

Werden Gespräche schwierig, muss der Pflegende sein Verständnis nicht nur über Worte ausdrücken, sondern auch über den Gesichtsausdruck, die Stimme und den Tonfall. Nonverbale, also körpersprachliche Signale erreichen die Erkrankten auch in späten Phasen und helfen ihnen zu verstehen, was der Pflegende meint. Lieber nicht zu viel reden und nicht gekünstelt in einem aufgesetzten Tonfall. Vor allem bei der Wahrheit bleiben: Mit feinem Gespür achten vergessliche Menschen nämlich auf Widersprüche und erkennen unsere Lügen.

Im Irrgarten der Nervenzellen

Langsame, verwirrte Menschen mit geistigen Aussetzern suchen nach Liebe und Anerkennung. Durch ihre Einschränkung brauchen sie besonders viel Trost, Bestätigung und

DIE ENTDECKUNG DER LANGSAMKEIT

Immer gut, selbst wenn es schwierig wird: Sich etwas Zeit nehmen und sich dem Angehörigen auch körperlich zuwenden. Also eine kleine Pause einlegen, selbst wenn man es eigentlich eilig hat, sich hinsetzen, ihn freundlich anschauen und sich für das, was er sagen oder mitteilen will, innerlich öffnen. Gelingt ein solcher Kontakt, vermeidet man anstrengende Missverständnisse und Ärger auf beiden Seiten.

Um gute Stimmung zu erzeugen oder einen Konflikt zu entschärfen, sollte man auf bisherige Hobbys des Erkrankten, seine besonderen Leidenschaften oder auf lustige Anekdoten, die man eventuell sogar gemeinsam erlebt hat, zu sprechen kommen. Auch kleine (aber unbedingt ernst gemeinte) Schmeicheleien sind in kniffligen Momenten oft erfolgreich. Jeder liebt schließlich gut platzierte Komplimente.

eine verlässliche Bindung. Sie wollen ins Leben ihrer Angehörigen einbezogen werden. Sie haben Angst, mit ihrem verwirrenden Zustand allein gelassen zu werden, abgeschoben zu sein, nicht mehr dazuzugehören. <u>Oft reicht es ihnen, einfach dabeizusitzen, wenn die anderen etwas tun.</u> Ihr Bedürfnis nach Zuwendung kann aber auch auffällig zum Ausdruck kommen, zum Beispiel wenn sie körperliche Nähe suchen und einem überallhin folgen oder wenn sie ein erhöhtes sexuelles Verlangen zeigen. Auch solche Reaktionen sind oft ein Zeichen, dass sich der Kranke nach Trost sehnt und danach, verstanden zu werden. Werden die sexuellen Bedürfnisse jedoch von alleinstehenden Männern sehr handfest und regelmäßig geäußert, kann vielleicht eine Prostituierte helfen. Oft reicht auch schon der positive Effekt einer erotischen Massage. Hierzu gibt es heute bereits Serviceangebote, wie auf Seite 52 beschrieben.

ÜBEREIFRIG? WENIGER IST MEHR!

Menschen, die vergesslich werden, möchten natürlich weiter über ihr Leben und ihren Alltag bestimmen. Sie fühlen sich zufrieden, wenn sie gerade so viel Beistand erhalten, wie sie wirklich benötigen. Für Pflegende bedeutet das: Helfen, wenn es nötig wird, aber nicht gleich alles übernehmen. Unterstützen, aber nicht entmündigen.

»Lass mal, ich mach das schon«-Methoden mit ausuferndem Kontrolldrang oder ausgewachsene Chefallüren treiben auch die geduldigsten Kranken irgendwann zur Weißglut. Denn sie sind zwar vergesslich, möchten aber weiterhin als lebenserfahrene Persönlichkeit geachtet werden.

Kluge Pflegende übernehmen also nicht alles, sondern helfen – wie der Pflegeforscher Erwin Böhm es so schön bildhaft ausdrückt – »mit der Hand in der Hosentasche«. Sie bieten gerade so viel Unterstützung an, wie der Betroffene braucht, um gewohnte und vertraute Tätigkeiten selbst zu bewältigen. Oft reicht es beispielsweise, etwas ansatzweise vorzumachen, um den anderen daran zu erinnern, wie Strümpfeanziehen oder Zähneputzen geht. Bekommen die Erkrankten dabei die Wertschätzung, die ihnen zusteht, wird das Konfliktpotenzial kleiner.

EIN KLEINER TROST IN ANGESPANNTEN ZEITEN: WENN WIR POSITIV UND LIEBEVOLL DENKEN, KANN TROTZ MANCHER SCHWIERIGKEITEN NICHT ALLZU VIEL SCHIEFGEHEN.

Zugegeben, die Grenzen sind oft fließend. Und wenn eine Aktion dreimal schiefgegangen ist, greift man spontan zu und rückt die Sache gerade. Trotzdem: Für eine gute Beziehung ist es ungemein wichtig, sich das Problem bewusst zu machen und lieber kleine Flops in Kauf zu nehmen, als den Gepflegten mit übermäßiger Fürsorge zu beschämen und zu bevormunden.

Kannste mal …

Erscheint eine Situation gerade richtig nervig und irgendwie ausweglos, hilft es oft, das Thema radikal zu wechseln, bevor man sich so richtig verbeißt. Zum Beispiel klappt das, indem man seinen schlecht gelaunten Angehörigen um einen kleinen Gefallen bittet: »Könntest du mir bitte mal den Becher rüberreichen?« oder »Darf ich eins von deinen Papiertaschentüchern benutzen?« Bedankt man sich nachher nett für die Hilfe, ist der Ärger des anderen meist auch schon verflogen und der Alltag kann ganz normal weiter seinen Gang gehen.

Psychologen konnten in zahlreichen Studien zeigen, dass uns jemand, der unsere Hilfe dankend angenommen hat, sympathischer wird, weil wir ihm einen Gefallen tun konnten und damit gut dastehen. Das geht Menschen auch im Alter mit einem vergesslich werdenden Kopf so.

Überhaupt: Ruhig öfter »Danke schön« sagen, als es sonst üblich ist. Das tut einem Pflegebedürftigen immer gut.

»MEINE DEMENTIS«

Worte wirken – sie können jemanden aufbauen oder ihn verletzen. In der Pflege ist das ein wichtiges, nur leider oft nicht beachtetes Thema. So hört man in der Profipflege gar nicht so selten Sprüche wie »Meine Dementis sind heute … super drauf.« Schlimmer noch, wenn Pflegekräfte bei auffälligem Verhalten von »Schreiern«, »Fragern«, »Schattenläufern« oder »Wanderern« reden. Solche Bezeichnungen reduzieren andere auf ihre Erkrankung. Moderne Pflegefachleute sprechen deshalb bewusst von einem »Menschen mit Demenz« und nicht von »Dementen«. Das scheint vielleicht auf den ersten Blick ein banaler Unterschied, aber er wirkt auf unsere innere Einstellung. Ein gutes Verhältnis gelingt nur, wenn wir die Pflegebedürftigen in erster Linie als Menschen akzeptieren und nicht einfach als Träger der Krankheit wahrnehmen.

Es geht dabei nicht nur darum, wie wir über sie reden, sondern ganz besonders auch darum, wie wir mit ihnen reden – oder wie wir als Angehörige mit ihnen reden lassen. Wer sein Leben lang von Fremden mit Sie und Frau oder Herr Sowieso angeredet wurde oder gar mit »Herr Doktor«, erlebt es als handfeste Beleidigung, wenn eine Hilfskraft vom Pflegedienst sagt: »Komm, Karl-Günter, du musst dich jetzt waschen.«

Also, sprechen wir die Erkrankten mit dem Namen an, der ihrem sozialen Status entspricht. Enge Vertraute wählen vielleicht Kosenamen, alle übrigen achten auf eine respektvolle Anrede. Wer Vergangenheit und Gegenwart nicht mehr auseinanderhält und vertraute Orte nicht mehr erkennt, ist auf der Suche nach Identität und fragt sich: »Wer bin ich?« Dann hilft auch der eigene Name, sich zu vergewissern, wo man im Leben hingehört. Wir alle lieben es, unseren Namen zu hören. Es ist der vertrauteste Klang in der gesamten Sprache. Auch die Namen der Angehörigen bestätigen und beruhigen. Man kann sie einfach immer wieder ins Gespräch einfließen lassen.

KERNTHEMEN DER PFLEGE

Auf so vieles ist plötzlich zu achten. Hier ein
paar wesentliche Grundthemen, die in der
Pflege vergesslicher Menschen mit recht hoher
Wahrscheinlichkeit auftauchen.

Auf so manche Probleme und Lösungen in der Pflege kommen die Angehörigen als Laien erst mit der Zeit. Sie lernen täglich dazu. Das ist zwar einerseits oft befriedigend – der Weg dahin aber manchmal doch von Erschöpfung oder zeitweisen Frustgefühlen geprägt. Wieder ist es das A und O, sich möglichst umfassend zu informieren.

VERTRAUTE ABLÄUFE

Es gibt so manches Grundlegende, was die Pflege leichter macht, selbst wenn es anfangs so klingt, als würde sie dadurch langwieriger oder umständlicher werden: ritualisierte, immer gleiche Abläufe zum Beispiel. Oder dass man den Erkrankten die Chance einräumt, so viel wie möglich selbst zu machen, selbst wenn es länger dauert. Dass sich dabei ein entspanntes Miteinander einstellt, Selbstbewusstsein und Vertrauen wächst – das wiegt

die zusätzliche Zeit mehr als auf. Denn so gibt es weniger Konflikte, deren Lösung oft sehr lange dauern kann.

Einfache Routinen bewahren vor Stress – sie tun beiden gut, den Pflegebedürftigen und den Pflegenden. Sogar kitzelige Situationen lassen sich durch immer gleiche, vertraute Abläufe für beide Seiten angenehm und barrierefrei gestalten. Es muss nicht nachgedacht, nichts besprochen, nichts aktiv erinnert werden. Symbolische, lang eingeübte Handlungen helfen gegen Aufregung und auch gegen Ängste, das konnten Psychologen mehrfach nachweisen.

Beim Etablieren leistet eine Wenn-dann-Planung gute Dienste. Sie kann günstiges Verhalten automatisieren. Ein Beispiel: <u>Wenn</u> die Mutter ein Bad nehmen soll, <u>dann</u> kündigt die Tochter rechtzeitig vorher an, dass jetzt die »Verwöhnzeit« beginnt. Sie erzeugt dabei das immer gleiche Ritual, dessen Abfolge in

Fleisch und Blut übergeht und der kranken Mutter Sicherheit vermittelt. Erst holt sie vielleicht die weichen Lieblingsbadetücher hervor, lässt ihre Mutter dann am vertrauten Badeöl schnuppern und legt die immer gleichen Dean-Martin-Schmusesongs auf. Während das Badewasser einläuft, werden noch die LED-Wachskerzen ohne Flamme angezündet – und los geht es.

Alles Routine

So ähnlich kann man auch Mahlzeiten gestalten. Also das Frühstück fröhlich ankündigen, auf den verlockenden Duft von Toast oder Kaffee hinweisen und eine bestimmte Lieblingsmusik auflegen, beispielsweise immer Mozart oder immer Elvis. Dann den Kranken liebevoll ansehen und vielleicht jedes Mal wieder sagen: »Lass dir dein Frühstück heute richtig gut schmecken.«
Solche Abläufe wollen allerdings eingeübt werden. Damit der Pflegebedürftige sich daran gewöhnen kann, immer nur ein oder zwei neue Routinen gleichzeitig einführen – diese aber so konkret wie möglich planen und durchhalten, bis alles wie von selbst abläuft. Dann kann langsam etwas Neues hinzukommen, wenn nötig.

AKTIVIERENDE PFLEGE

Überfürsorgliche Eltern wollen ihr Kind 150-prozentig vor allem und jedem beschützen. In diese Rolle gelangt unfreiwillig auch so mancher, der sich um einen vergesslichen Älteren kümmert. Auch hier gibt es so etwas wie Helikopterpflegende, die jederzeit und überall schnellstens eingreifen und alles überwachen wollen, was der Angehörige tut oder lässt. Oder man verwöhnt ihn, indem

man ihm jede Anstrengung erspart. Vergessliche muss man nun mal immer wieder erinnern und motivieren, etwas zu erledigen. Das verleitet dazu, schnell selbst zuzugreifen, bevor man lange wartet. Geduld ist hier aber die bessere Alternative.

»Lass mich doch! Das kann ich allein!«

Wenn man jemandem jeden noch so kleinen Handgriff abnimmt, verdonnert man ihn damit zur vollständigen Passivität. So bleiben noch vorhandene Fähigkeiten schnell auf der Strecke. <u>Wer viele Stunden untätig herumsitzt, verkümmert nicht nur körperlich, sondern auch seelisch.</u>
Bei aller Sorge um das Wohlergehen: Überfürsorglichkeit entmündigt. Je selbstständiger der Pflegebedürftige bleibt, desto besser macht der Pflegende seinen Job. Denn es ist viel anspruchsvoller, ihn geduldig zu begleiten und nur die Aufgaben zu übernehmen, die er selbst nicht mehr hinkriegt, als alles gleich selbst zu machen.

GUTE PFLEGE HEISST LANGSAMKEIT AKZEPTIEREN UND FLOPS AUSHALTEN. GUTE PFLEGE HEISST VOR ALLEM EINS: GEDULD!

Das kann bedeuten, dass man erst mal abwartet, wenn etwas auf den Boden fällt, ob er es nicht selbst wieder aufheben kann. Beim Anziehen legt man vielleicht passende Sachen zurecht, aber greift nur dann ein, wenn es dem zu Pflegenden nicht gelingt, die Knöpfe oder den Reißverschluss zu schließen. Oder

REIZTHEMA: AUTO FAHREN

Die meisten Menschen lieben die Unabhängigkeit, die ein Auto bietet. Erkrankt jemand an Demenz, muss ihn der Arzt pflichtgemäß vor dem weiteren Fahren warnen. Aber ab wann sollte jemand den Führerschein wirklich weglegen? Diese Antwort ist komplexer, als man denkt. Denn nach 30, 40 oder 50 Jahren ist Autofahren zu einer tief automatisierten Gewohnheit und Fähigkeit geworden. Studien zeigen, dass Betroffene im frühen Stadium nicht risikoreicher Auto fahren als Menschen ohne Demenz. Und dass sie auch nicht mehr Unfälle bauen. Der Gesetzgeber verbietet das Fahren in frühen Stadien deshalb nicht.

WANN KOMMT DER ABSCHIED?

Wie lange kann jemand im Ernstfall noch schnell genug reagieren? Sind seine Reflexe noch voll da? Kann er gut sehen und hören? All diese Fragen sind für Pflegende nicht leicht zu beantworten. Wichtig ist, für den Fahrstopp den richtigen Zeitpunkt zu erwischen. Denn mit dem Fortschreiten der Krankheit leidet unweigerlich die Fähigkeit, sich zu konzentrieren und schnell zu reagieren. Meistens gelingen kurze Fahrten im heimlichen Umkreis noch gut, längere Touren überfordern aber.

SICHERHEIT GEHT VOR

Auch wenn es schwerfällt: Aus Sicherheitsgründen sollte man das Auto rechtzeitig stehen lassen. Es kann hart sein, einem Angehörigen, der sein Leben lang gefahren ist, eben das zu verbieten. Doch am Ende müssen die Betreuer die Entscheidung treffen und vielleicht sogar den Autoschlüssel wegnehmen. Zu lange warten dürfen sie nicht, denn nicht nur die Sicherheit des Kranken steht auf dem Spiel, sondern auch die eigene und die von anderen Verkehrsteilnehmern. Ein verwirrter Autofahrer ist eine Gefahr für alle.

WAS ALSO TUN?

Möglichst frühzeitig den Umstieg auf andere Verkehrsmittel üben, damit die Bewegungsfreiheit gewahrt bleibt. Gerade Männer, die ihr Leben lang nur das eigene Auto benutzt haben, schrecken oft deshalb vor Bahn, S- oder U-Bahn zurück, weil sie nicht wissen, wie diese öffentlichen Verkehrsmittel »funktionieren«. Also lohnt es sich, gemeinsam zu üben, wie man an Fahrkarten kommt und wie man sich in Bahnen und Bussen verhält. Und man kann den Kranken über seinen Verlust an Freiheit mit angenehmen Aktivitäten wie etwa Fahrrad- oder Bootsausflügen hinwegtrösten.

man erträgt, dass es sehr, sehr lange dauert, bis er beim Rasieren alle Barthaare erwischt hat. Aber selbst wenn ein paar Stoppeln stehen geblieben sind, kann man die Leistung ehrlich loben. Das bringt Freude auf beiden Seiten und spürbares Selbstbewusstsein bei dem Erkrankten, der sich als weiterhin fähig erfährt, einige Dinge in seinem Leben erfolgreich zu managen.

KÖRPERLICHE BEWEGUNG FÖRDERN

Ganz gleich, ob wir gehen, stehen, rennen, heben, klettern, tanzen, hüpfen oder springen – unsere Muskelspiele sind Elixiere des Lebens. Auch Menschen mit Demenz profitieren davon. Wahrscheinlich sogar viel mehr als die Gesunden! Schließlich bessert sich durch Sport nicht nur die Leistungsfähigkeit von Herz, Lunge und Muskeln, regelmäßige Bewegung beeinflusst auch den Stoffwechsel im Gehirn. So entspannt sich das Gemüt und die geistigen Fähigkeiten profitieren.

> *WENN DER KÖRPER AUF TOUREN KOMMT, WERDEN HORMONE AUSGESCHÜTTET, DIE FÜR WOHLBEFINDEN SORGEN UND DAS SELBSTVERTRAUEN FÖRDERN.*

Muskeln gegen das Vergessen

In frühen Phasen der Erkrankung können Menschen mit einer Demenz beim Sport durchaus noch Neues lernen und Leistung bringen. Man kann ihnen mehr zumuten, als

früher angenommen wurde. Sie profitieren enorm! Auch die oft gestressten pflegenden Angehörigen genießen die positiven Auswirkungen des Sports, den man vielleicht sogar gemeinsam unternimmt.

Durch die Bewegung sinkt die Hyperaktivität im Stirnhirn – angestrengtes Nachdenken, Ärger und Sorgen treten in den Hintergrund. Der Pegel des Hormons Cortisol, das bei Stress vermehrt ausgeschüttet wird, sinkt ab. Und das ist gut, denn zu viel Cortisol im Blut beeinträchtigt das seelische Wohlbefinden. Dazu kommt der Austausch mit anderen, gleich gesinnten Sportlern: Er glättet ebenfalls Stressfolgen.

Es ist nicht die gelegentliche Superleistung, die hilft, Kopf und Körper fit zu halten, sondern die unspektakuläre Regelmäßigkeit im Einklang mit dem persönlichen Alltag. Gerade die nachlassende Kraft und ein schlechtes Gleichgewichtsempfinden schränken die Mobilität der Pflegebedürftigen oft ein. Sehr gut sind daher insbesondere Tanzen oder Tai Chi, aber auch viele andere sportliche Betätigungen, solange der Kranke dabei auf den Beinen und nach seinen aktuellen Möglichkeiten in Bewegung ist.

In vielen Gemeinden bieten Sportvereine speziell auf Demenzkranke zugeschnittene Kurse und andere Aktivitäten an. Mindestens ebenso wichtig: So lange es geht, sollten sie in ihren gewohnten Sportgruppen trainieren dürfen. In den Gruppen für Menschen mit einer Demenzerkrankung stehen Gymnastik und Bewegungsspiele auf dem Programm. Große und kleine Bälle kommen zum Einsatz, harte und weiche elastische Bänder oder ein Ringspiel. Die Stimmung dort ist meist fröhlich. Es wird viel gelacht, was dem Training zusätzlichen Schwung verleiht.

Sitzend, stehend, laufend

Dem Körper ist es ziemlich egal, ob er seine Durchblutung beim Ballspielen oder zügigen Gehen, beim Schwimmen oder Tanzen steigert. Hauptsache, die Muskeln werden bewegt, der Puls klettert und der Stoffwechsel kommt auf Touren. Das Ganze muss keineswegs total erschöpfend und schweißtreibend sein, ein bisschen Anstrengung gehört aber durchaus dazu. Es ist nie zu spät, um mit einem Training zu beginnen. Nur nicht trainieren bei akuten Erkrankungen und Fieber. Bewegung ist nicht zuletzt gut für den Kopf. Sie verbessert die Durchblutung im Gehirn, lässt neue Blutgefäße entstehen, Synapsen und Hirnzellen bilden sich. Denkvermögen, Aufmerksamkeit, Gedächtnis profitieren.

IMMER IM AUSGERUHTEN ZUSTAND TRAINIEREN. DIE ÜBUNGEN SOLLTEN ABER RUHIG ALS ANSTRENGEND EMPFUNDEN WERDEN.

Doch weil den Kranken die Orientierung schwerfällt, brauchen sie mehr Unterstützung als andere. Oft fragen sie sich: Wo bin ich und was soll ich hier? Kleine Gruppen mit immer gleicher Besetzung geben ihnen Sicherheit, auch Möglichkeiten zum Festhalten sind wichtig. Hilfreich ist es, wenn Trainer kurze, klare Anweisungen geben, viel loben und die Bewegungsabläufe immer wieder zeigen. Vormachen ist dabei sogar noch wichtiger als reden. Ideal ist es, wenn die Trainer Bewegungsabläufe geduldig demonstrieren, wenn nötig denjenigen auch anfassen und so seinen Bewegungsablauf unterstützen. Auch rhythmische Musik hilft enorm bei der Koordination.

Gymnastische Übungen im Sitzen auszuführen, kann bei gebrechlichen Menschen ein sanfter Weg sein, um Muskeln aufzubauen, die Beweglichkeit zu erhalten oder zu steigern und sich fit zu halten. Viele Übungen lassen sich ohne Hilfsmittel durchführen. Wichtig ist allerdings ein stabiler Stuhl oder Hocker, er sollte nicht wackeln und fest auf dem Boden stehen. So lange wie möglich einen Stuhl ohne Armlehnen nehmen, weil er mehr Bewegungsfreiheit ermöglicht. Wer zu Hause mit seinem Schützling trainieren möchte, lässt sich die Übungen zuerst von einem Physiotherapeuten zeigen.

Dabei sein ist alles

Leider werden Menschen mit Demenz oft von regulären Bewegungsangeboten ausgeschlossen oder sie ziehen sich aus Scham zurück. Gerade deshalb ist es so wichtig, sie freundlich einzubeziehen. Was für sie zählt, ist dabei zu sein und in der Gemeinschaft Freude an der Bewegung zu erleben. Egal, in welcher Phase sich der Vergessliche befindet: Muskeln zu aktivieren ist immer möglich. Getreu dem amerikanischen Motto: Use it or lose it, sinngemäß: Gebrauche die Muskeln oder du verlierst sie! Wichtig sind einfache Übungen mit klarer Struktur. Den Schwierigkeitsgrad behutsam steigern. Lieber wenige Übungen häufiger wiederholen.

GARTEN DER ERINNERUNGEN

Blicken Menschen auf ihr Leben zurück, sind viele fest überzeugt, dass sie zwischen dem 15. und dem 30. Geburtstag am meisten erlebt haben. Forscher nennen diese Periode Erinnerungshügel. Auch in späten Stadien einer Demenzerkrankung erinnern sich viele besonders gut an diesen Teil ihrer Vergangenheit und freuen sich, darüber zu sprechen. Im autobiografischen Gedächtnis speichern wir Erlebnisse gemeinsam mit den begleitenden Gefühlen und Gedanken sowie mit früheren Zielen und Wünschen. Fotos vergangener Tage, vertraute Musik oder Texte geliebter Schriftsteller können deshalb den Gedächtnisverlust hinauszögern. Profis nennen es Biografiearbeit, wenn sie im Gespräch über Vergangenes die noch vorhandenen Fähigkeiten eines Menschen mit einer Demenzerkrankung bewusst fördern.

TROTZ ALLEM: EINIGE MENSCHEN ERINNERN SICH NICHT GERN UND HABEN KEIN INTERESSE AN DER VERGANGENHEIT. DAS MUSS MAN RESPEKTIEREN!

Bilderbücher der Vergangenheit

Gute Mittel, die schönen Stationen des Lebens wieder ins Gedächtnis zu rufen, sind Fotoalben. Beim gemeinsamen Betrachten erhalten die Betreuer oft tiefe Einblicke in das Leben der Betroffenen und können sie künftig besser auf Vergangenes ansprechen. Auch Bildbände mit früheren Reisezielen, Lieblingsmalern, Schauspielern, Sängern oder Autos sind beliebt, weil sie Erinnerungen mit besonderer Bedeutung wecken können. Möglich, dass ab und an auch traurige

Gefühle ausgelöst werden. Zum Glück aber bleiben positive Ereignisse besser im Gedächtnis haften als negative. Bittere Erlebnisse verblassen schneller, weil die meisten seltener darüber sprechen. Was sie bedrückt, erzählen sie oft nur wenigen Vertrauten. Fröhliche Anekdoten dagegen geben sie gern immer wieder zum Besten, deshalb bleiben die Erinnerungen frischer.

Gemeinsam Bilder begucken

Eine moderne Form, gemeinsam Dinge anzuschauen, bieten digitale Medien wie Laptop, Tablet oder Computer. Ein fröhlicher Mix aus Videos, Bildern, Gedichten oder Liedtexten lädt vielleicht zum Plaudern, gemeinsamen Singen oder zur Bewegung ein. Vor allem Naturfilme mit Tieren, Musikvideos oder Trickfilme sorgen für entspannte Unterhaltung. Die Auswahl orientiert sich an den Vorlieben des Kranken und am Ziel, positive Gefühle zu erzeugen.

Persönliche Fotos lassen sich so kommentieren, dass ein vergesslicher Mensch nicht an seine Grenzen gerät. Gut sind unauffällige Hinweise, die ihm sagen, was er sieht. So in Richtung: »Guck mal, hier ist wieder Tante Irene mit ihrer uralten gestreiften Bluse und ihrem Hund Guggi.« Oder: »Mensch, da trägt meine Schwester ja noch lange Zöpfe.«

INKONTINENZ: EIN ANRÜCHIGES THEMA

Mit dem Begriff »Inkontinenz« bezeichnen Fachleute den unwillkürlichen, das heißt unfreiwilligen Verlust von Urin oder Stuhl aufgrund unterschiedlicher Erkrankungen und einer Schwäche der Verschlussmechanismen. Menschen, die unter einer Demenz leiden, spüren oft erst, wenn es richtig drängt, dass sie zur Toilette müssen. Dann brauchen sie das Klo sofort, weil sie den Urin nicht mehr zurückhalten können. Das nennen Ärzte dann Dranginkontinenz. Auch sie tritt oft als Folge anderer Krankheiten auf und kann beispielsweise durch häufige Entzündungen der Harnwege hervorgerufen werden.

OFT IST INKONTINENZ, ALSO DER UNFREI- WILLIGE ABGANG VON URIN UND/ODER STUHL, DER HAUPTGRUND DAFÜR, DASS ANGE- HÖRIGE SICH MIT DER AUFGABE DER PFLEGE ÜBERFORDERT FÜHLEN.

Was passiert bei einer Dranginkontinenz? Der Betroffene schafft es zeitlich oft nicht mehr, die Toilette zu finden oder, wenn er sie gefunden hat, sich schnell genug auszuziehen. Die Folge: Immer öfter entleert sich die Blase neben dem WC, im Flur oder sonst irgendwo unterwegs. Die Sache geht also buchstäblich in die Hose. Das ist beschämend für die vergesslichen Menschen und anstrengend für die Pflegenden.

Ein Problem, gegen das der Doktor was machen kann!

Gerade im Anfangsstadium ist eine Inkontinenz gut zu behandeln. Demenzerfahrene Ärzte überprüfen dafür alle verordneten Medikamente. Denn einige davon erhöhen die Aktivität der Blase, andere wie etwa muskel-

entspannende Mittel und Beruhigungsmittel schwächen den Verschlussmechanismus. Oft kann man durch eine geänderte Dosierung oder ein anderes Präparat das Problem beheben. Darüber hinaus gibt es Medikamente, die wieder mehr Kontrolle über die Blasenfunktion ermöglichen. Außerdem können Betroffene unter Anleitung eines Physiotherapeuten den Beckenboden so trainieren, dass die Blase wieder besser dicht hält. Jeder Sport, der den Beckenboden stärkt oder entlastet, ist bei Harninkontinenz gut, vor allem Radfahren und Wandern.

Nicht aufgeben

In vielen Fällen wirkt ein Toilettentraining Wunder. Dabei übt man mit dem Pflegebedürftigen, zu bestimmten Uhrzeiten sehr regelmäßig auf die Toilette zu gehen, also beispielsweise gleich nach dem Aufstehen, nach jeder Mahlzeit und vor dem Schlafengehen. Den ersten Gang morgens vor dem Waschen und Frühstücken anregen, den zweiten eine halbe Stunde nach dem Frühstück. Danach den Angehörigen alle zwei bis drei Stunden auffordern, zur Toilette zu gehen. Nach einigen Wochen gewöhnt sich die innere Uhr des Körpers daran, zu gegebenen Zeiten Wasser zu lassen, und das Inkontinenzproblem wird spürbar geringer.

Lindert man diese Beschwerde, können vergessliche Menschen wieder stärker am sozialen Leben teilnehmen. Allerdings ist eine vollständige Kontinenz bei Demenzkranken oft nicht zu erreichen. In späten Krankheitsphasen vergessen die Kranken möglicherweise, wo die Toilette ist und was man dort tut. Sie kommen beim Hinsetzen mit der Kleidung nicht zurecht oder verwechseln andere Orte mit der Toilette.

INKONTINENZ? WAS HILFT?

- Dem Kranken den Weg zur Toilette ebnen. Dazu zählen gute Beleuchtung, ein griffbereiter Rollator, ein Geländer am Klo oder Griffe zum Festhalten. Eine farbige Toilettenbrille anbringen, weil kontrastreich abgesetzte Gegenstände besser zu erkennen sind. Für einen bequemen Zugang eine Sitzerhöhung für die Toilette erwägen. Vor Ausflügen oder Shoppingtrips prüfen, wo es dort eine Toilette gibt.

- Auf Zeichen achten: Rutscht der Pflegebedürftige nervös hin und her oder greift sich zwischen die Beine, können es Hinweise dafür sein, dass er zur Toilette muss.

- Pflegestützpunkte und Pflegedienste sind erfahren in der Auswahl von Inkontinenz-Hilfsmitteln. Also danach fragen. Der Hausarzt verschreibt sie, die Krankenversicherung erstattet Kosten.

- Das Material sorgfältig aussuchen. Kratzen, klemmen oder verrutschen die Einlagen, entfernt sie der Kranke oft wieder. Welche Hilfsmittel optimal sind, hängt von der Inkontinenzform und den Bedürfnissen ab. Gesetzlich Versicherte sollten bei ihrer Kasse ein anderes Hilfsmittel einfordern, wenn sie mit den verordneten Produkten nicht zufrieden sind. Bei Privatversicherern hängt die Versorgung vom Tarif ab. Internetversender und Sanitätshäuser geben oft Gratismuster zum Ausprobieren ab.

- Nasse Einlagen oder Unterhosen sind den Pflegebedürftigen oft peinlich. Deshalb lassen sie sie gern irgendwo verschwinden. Am besten darauf nicht groß herumreiten. Wenn sie gefunden werden, einfach wegräumen und sagen: »Das ist doch gar nicht schlimm, das bringen wir gleich wieder in Ordnung.«

- Gegen Geruchsbelästigung helfen spezielle Reinigungsmittel und Sprays, die man auch diskret im Internet bestellen kann. Gute Mittel brechen die Urinstoffe chemisch auf und entfernen den Geruch, statt ihn einfach mit Parfüm zu überdecken.

- Bei der Hautreinigung kann Flüssigseife (Waschlotion, Syndets) besser verträglich sein als Seifenstücke. Wasser reicht aber auch.

- Eine Ernährungsweise mit genügend Gemüse und Vollkornprodukten ist hilfreich bei Stuhlinkontinenz, denn die enthaltenen Ballaststoffe erhöhen das Stuhlvolumen. Das macht Speicherung und Entleerung in vielen Fällen wieder kontrollierbar.

- Auch wenn die Stuhlinkontinenz nicht komplett behoben werden kann, ist ein unbeschwerter Alltag durch Hilfsmittel möglich. Gut sind Einlagen, die mit Netzhosen fixiert werden können. Inkontinenzhosen oder Stuhlauffangbeutel bieten Auslaufschutz und minimieren das Risiko für unangenehme Gerüche.

DAS LIEBE GELD

Auch hier gilt: Offenheit bringt alle Beteiligten am ehesten weiter. Wer sich umfassend informiert, umgeht finanzielle Härten und beugt bösen Überraschungen vor.

Kinder sind nicht nur moralisch, sondern auch gesetzlich dazu verpflichtet, Geld beizusteuern, wenn die Rente von Vater oder Mutter für Pflege- und Lebenshaltungskosten nicht ausreicht. Das zu wissen, löst bei vielen Beklemmungen aus – einerseits unterstützen sie die Eltern gern, andererseits: Geld ist ja meistens knapp.

Wie ist das Vorgehen? Das Sozialamt springt zunächst ein und prüft dann die finanziellen Verhältnisse der Kinder. Jedes zahlt dabei einen Anteil, der seinen Einkommens- und Vermögensverhältnissen entspricht. Falls eines der Geschwister nicht zahlt, wird das andere Kind jedoch nicht zusätzlich in die Pflicht genommen. Den gesetzlichen Anteil von Bruder oder Schwester muss man also nicht mitübernehmen.

Extreme Sorgen sind nicht angebracht, denn es bleibt den Familien so viel geschütztes Einkommen und Vermögen, dass in vielen Fällen gar keine Unterhaltszahlungen geleistet werden müssen. Eltern, die ihre Kinder misshandelt oder gar missbraucht haben, verwirken diesen Unterhaltsanspruch zudem für alle Zeiten.

Anträge kosten Zeit, sind die Mühe aber fast immer wert, denn sie bringen bares Geld. Hier die wesentlichen Regelungen:

- Falls das Einkommen des Pflegebedürftigen gering ist und er kein Vermögen hat, unbedingt das Sozialamt einschalten. Damit keine Ansprüche verloren gehen, so bald wie möglich dort anrufen. Gezahlt wird ab dem Zeitpunkt, an dem der Antrag gestellt wurde.

- Gesetzliche Krankenkassen und alle privaten Krankenversicherungen sind dazu verpflichtet, eine Pflegeversicherung anzubieten. Das heißt kurz gesagt, wer ordentlich krankenversichert ist, ist automatisch auch pflegeversichert. Von der Pflegeversicherung bekommen die Pflegebedürftigen das ihnen zustehende Pflegegeld, das sie an die zu betreuenden Angehörigen weitergeben können.

- Im Pflegefall möglichst bald einen Antrag auf Leistungen der Pflegekasse stellen. Für den Beginn der Zahlungen ist das Datum auf dem Antrag maßgebend, also frühzeitig anmelden. Formulare gibt es bei der Pflegekasse und im Internet.
- Private und gesetzliche Versicherer (Pflegekassen) schicken nach Voranmeldung einen Gutachter, um den Bedarf des Kranken zu prüfen. Früher wurde der Pflegeaufwand nach Minuten gemessen. Heute prüft ein Gutachter die noch vorhandene Selbstständigkeit in verschiedenen Lebensbereichen und teilt das Ergebnis in fünf Pflegegrade ein. Dabei werden körperliche, geistige und psychische Beeinträchtigungen berücksichtigt. Gerade für Pflegebedürftige mit einer Demenzerkrankung haben sich die Beträge – im Vergleich zu früher – deutlich erhöht.
- Familienangehörige, Freunde und Nachbarn, die sich in der häuslichen Pflege engagieren, sind ohne Beitrag in der gesetzlichen Unfallversicherung versichert. Dafür muss man nichts bezahlen, sondern den Unfall nur innerhalb von drei Tagen bei der örtlichen Unfallkasse der Gemeinde anzeigen.
- Wer wegen seines Engagements in der Pflege seinen Beruf aufgeben möchte, erkundigt sich vor diesem Schritt bei der Agentur für Arbeit über die Folgen. Auf keinen Fall ohne vorherige Beratung beim Arbeitgeber kündigen.
- Wer Beruf und Pflege vereinbaren muss, hat das Recht, der Arbeit einmalig bis zu zehn Tage fernzubleiben, wenn dies erforderlich ist, um für einen nahen Angehörigen in einer akut aufgetretenen Situation eine bedarfsgerechte Pflege zu organisieren. Wer in einem Betrieb mit mehr als 15 Beschäftigten angestellt ist, kann sich auch für bis zu sechs Monate freistellen lassen (Pflegezeit).

- Mehr Rente für Pflegende: Sie können durch ihre Arbeit höhere Rentenansprüche erwerben, weil die Pflegekasse Beiträge für Sie einzahlt. Dann zählt die Pflegezeit als Beitragszeit. Es zahlt sich also aus, dafür in eine Beratungsstelle der Pflegekasse zu gehen und einen Fragebogen auszufüllen. Sind alle Voraussetzungen erfüllt, bekommt man einen positiven Bescheid ins Haus geschickt.

- Es lohnt außerdem, bei der Stadt nachzufragen, ob die Voraussetzungen für einen Schwerbehindertenausweis erfüllt sind. Durch ihn erhält man einige Sonderrechte wie etwa steuerliche Vergünstigungen, ausgewiesene Parkplätze, Fahrten im Nahverkehr, verbilligten Eintritt bei kulturellen Veranstaltungen und mehr.

- Spätestens wenn absehbar wird, dass die Beweglichkeit der Betreuten in naher Zukunft nachlassen wird, kann man über einen barrierefreien Umbau der Wohnung nachdenken. Dafür bei der KfW-Bank als Anstalt öffentlichen Rechts Fördermittel beantragen (siehe Infokapitel ab Seite 164). Eine Reihe von baulichen Verbesserungen wird auch von der Pflegekasse finanziert.

AUCH BEIM THEMA GELD GILT: GUT INFORMIEREN, ES GIBT ZAHLREICHE HILFEN!

GESETZLICHE BETREUUNG

Sie ist fast schon Luxus: Der Gesetzgeber hat die Position des »gesetzlichen Betreuers« geschaffen, der bei besonderen Härten einspringt. Im Idealfall ein Rundum-sorglos-Paket.

Nicht selten steht ein Seniorenpaar mit sehr wenig Geld und Hilfe da, wenn einer von beiden vergesslich und pflegebedürftig wird. Wer alt ist und seinen Partner allein pflegt, ist schnell überfordert. Ähnlich geht es Alleinstehenden, wenn sie merken, wie ihre eigenen geistigen Kräfte nachlassen. Auch Söhnen und Töchtern wächst die Pflege manchmal über den Kopf. Dann häufen sich vielleicht die Rechnungen, Trickbetrüger (Enkeltrick) und dubiose Reiseveranstalter nehmen Gutgläubigen ihr Geld ab, der unerledigte Papierkram nimmt bedrohlich zu und die Sauberkeit ab.

Staatlich umfassende Hilfe

Eine Möglichkeit, sich zu entlasten, bietet ein sogenannter gesetzlicher Betreuer. Er unterstützt und berät Menschen, die im Alltag nicht ohne Hilfe zurechtkommen. Er kümmert sich um Schulden, führt Konten, prüft Rechnungen und Geldeingänge, besorgt Zuschüsse und managt die Wohnung. Er vertritt den Betroffenen gegenüber Behörden und kümmert sich, wenn nötig, sogar um die Post. Als gesetzlich Beauftragte sehen die Betreuer zu, dass im Alltag alles funktioniert. Wenn es riecht und die Wohnung nicht sauber ist, weil der Pflegedienst seine Aufgabe nicht erfüllt hat, beschwert sich der Betreuer im Auftrag der Betroffenen. Er kann eine Begleitung zum Arzt besorgen oder eine Badehilfe, wenn jemand nicht mehr allein aus der Wanne kommt. Gute Betreuer holen für ihre Klienten oft viel mehr an Vorteilen heraus als ein Laie, der sich nicht auskennt und sich nicht gut durchsetzen kann.

Dabei verliert der Betreute seine bürgerlichen Rechte nicht, er bleibt geschäftsfähig, wahlberechtigt, ehe- und testierfähig. Allerdings prüft ein Richter erst einmal, ob eine Betreuung überhaupt nötig ist. Oft wird sie nur für bestimmte Aufgaben gewährt, also etwa für die Finanzen und den Schutz des Vermögens gegen den Zugriff anderer. Oder für die Führung des Haushalts und für das Management der häuslichen Pflege. Dabei bleibt der Wille der Betreuten immer ausschlaggebend. Einzige Ausnahme: Wenn eingeschätzt werden muss, dass die Erfüllung seiner Wünsche ihm selbst schaden würde.

Eine solche Betreuung kann jeder Bürger beim zuständigen Amtsgericht anregen. Man kann sogar den Hausarzt, das Krankenhaus oder die Polizei darum bitten, wenn man den Verdacht hat, dass ein anderer oder man selbst ohne organisatorischen Beistand im Alltag nicht mehr zurechtkommt (siehe Infokapitel ab Seite 164). Auch Pflegestützpunkte können helfen, einen Betreuer zu bekommen. Es ist sogar oft der einfachste Weg, sich direkt an sie zu wenden.

Wer genug Geld hat, muss die Kosten für die Betreuung selbst tragen, für Mittellose übernimmt das die Staatskasse.

Gut betreut lässt sich entspannt pflegen

Der gesetzliche Betreuer hat die Aufgabe, zum Wohle des Betroffenen zu handeln und dabei dessen Wünsche zu berücksichtigen. Allerdings sind viele misstrauisch. Sie fürchten, dass man ihnen die Freiheit nimmt, dass plötzlich der Betreuer alle Entscheidungen trifft. Es kursieren auch Geschichten, dass Betreuer sich bereichern. Doch das ist extrem unwahrscheinlich. Diese Berufsgruppe wird von Richtern und Rechtspflegern engmaschig kontrolliert.

Ein Betreuer darf also keineswegs einfach tun, was er für richtig hält, sondern muss nach strengen gesetzlichen Regeln handeln und regelmäßig über alles, was er tut, Re-

chenschaft ablegen. Ohnehin gilt: Wer mit seinem Betreuer nicht zufrieden ist oder nicht gut mit ihm zurechtkommt, kann ihn abwählen.

Die gesetzlich beauftragten Helfer sind nicht zum Händchenhalten da, sondern allein dafür, Papierkram zu erledigen und das Leben ihrer Klienten möglichst gut zu organisieren. Zwischendurch mal schnell trösten und kurz ein bisschen plaudern zählt also nicht zu ihren Aufgaben und wird vom Staat nicht bezahlt. Für gute Betreuer gehört das dennoch irgendwie dazu. Denn viele von ihnen kommen aus sozialen Berufen.

Ein Betreuer, mein Betreuer

Wird Hilfe im Falle einer Demenzerkrankung benötigt, sind wohl die Betreuer am besten geeignet, deren Ausbildung im sozialen Bereich liegt. Soll das Vermögen gut verwaltet werden, ist es vielleicht gut, wenn der Betreuer einen betriebswirtschaftlichen Hintergrund hat. Und falls man rechtliche Auseinandersetzungen fürchtet oder bereits damit zu tun hat, ist man wahrscheinlich von einem Juristen besser betreut. Wenn man den Antrag stellt, kann man darauf hinweisen, dass man einen Betreuer mit einem bestimmten beruflichen Hintergrund und einer geringen Fallzahl möchte.

Bevor man zustimmt, kann man den vorgeschlagenen Betreuer fragen, wie viele Klienten er hat. Sind es 80 oder mehr, ist seine Zeit für den Einzelnen sicher knapper bemessen, als man sich wünscht. Hat er nur 30 Fälle, aber hauptberuflich eine juristische Kanzlei, kann man kaum gute Verfügbarkeit erwarten. Wer nur 30 oder 40 Klienten hat und hauptberuflich als Betreuer arbeitet, bringt sicher mehr Zeit für den Einzelnen auf.

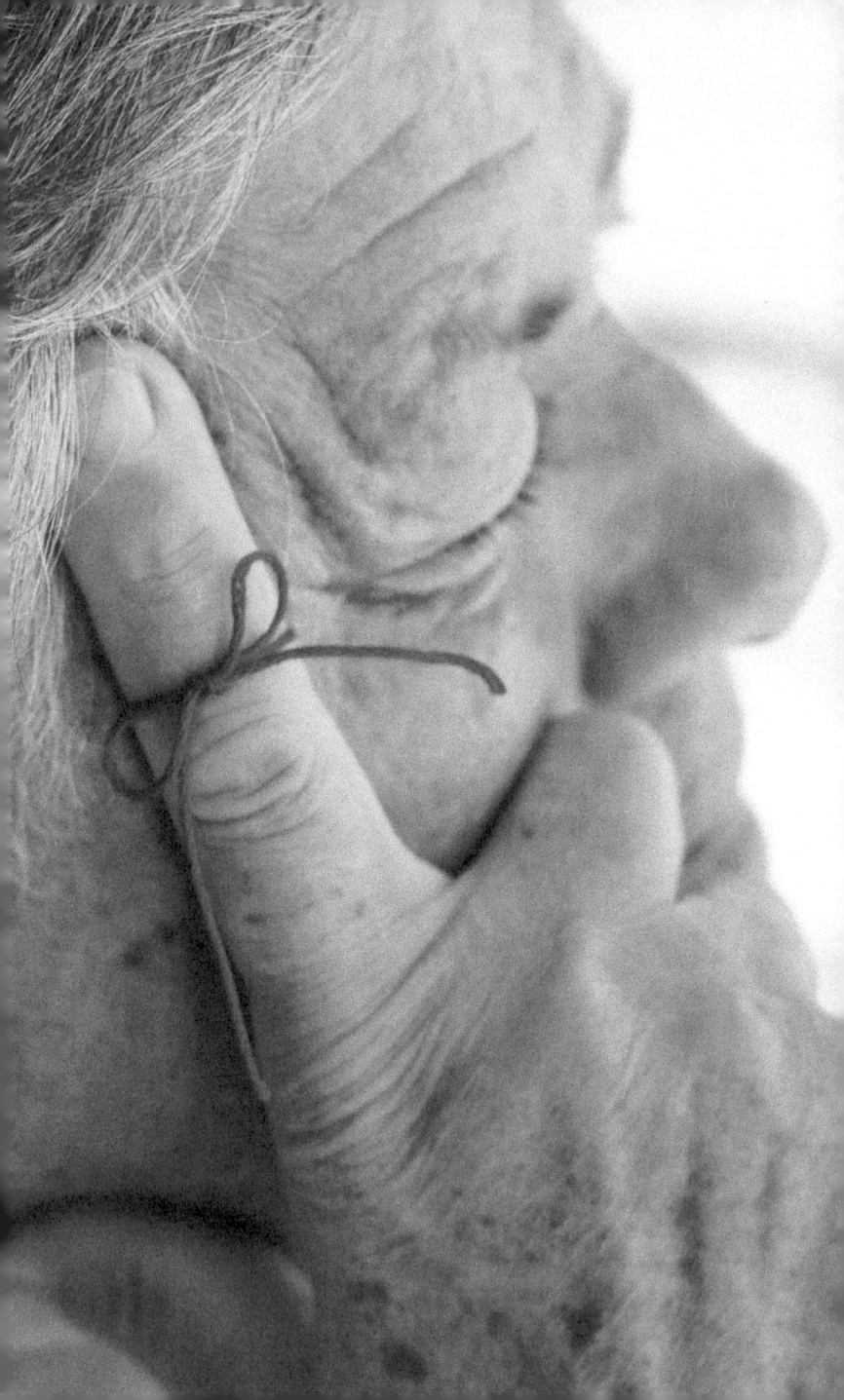

VERGESSLICHE MENSCHEN IM KRANKENHAUS

*Wegen der Demenz selbst geht kaum jemand
in die Klinik. Doch Zusatzerkrankungen
können den Aufenthalt dort nötig machen.
Keine leichte Sache – aber mit genügend
Wissen ist auch das gut zu meistern.*

STÖRENFRIEDE ODER OPFER?

Klinikaufenthalte sind nicht immer vermeidbar.
Aber ist man dort auf Demenzerkrankungen
überhaupt eingestellt? Die Antwort heißt leider in der
überwiegenden Zahl der Fälle: Nein.

Über die Hälfte aller Klinikpatienten in Deutschland sind älter als 60 Jahre. Dass ein steigender Anteil von ihnen zusätzlich zu ihrer aktuellen Erkrankung an Demenz leidet, wird bei der Aufnahme nicht immer erkannt. Oft wären Krankenhausaufenthalte sogar vermeidbar, wenn Hausärzte, ambulante Pflegedienste und Betreuer frühzeitig auf körperliche Erkrankungen vergesslicher Menschen achten würden. Weil die Kranken ihre Beschwerden häufig nicht artikulieren, brauchen alle Beteiligten dafür ein scharfes Auge und eine besonders wache Aufmerksamkeit. Schließlich kann die Behandlung der Begleiterkrankungen auch diverse Demenzsymptome lindern.

Der moderne Hightech-Klinikalltag mit seinen beschleunigten Abläufen, seiner hohen Geräuschkulisse und ständig wechselnden Kontakten überfordert Menschen, deren geistige Kräfte nachlassen und die sich nicht mehr gut orientieren können. Sie benötigen mehr als jeder andere eine überschaubare Umgebung und einen Tagesablauf mit festen Regeln, um sich gut zurechtzufinden. Krankenhaus bedeutet für sie extremen Stress.

ÜBERFORDERUNG, UND DAS AUF BEIDEN SEITEN

Wegen einer akuten körperlichen Erkrankung ins Krankenhaus eingewiesen, reagiert der an Demenz Erkrankte auf die fremde Umgebung, die Hektik der Notaufnahme und unangenehme Untersuchungen häufig mit Angst, Unruhe und Wutausbrüchen. Übliche Krankenhäuser sind aus den vielfältigsten Gründen auf diese Patienten kaum eingestellt. Ärzten und Pflegepersonal fehlt es oft an Informationen, dann wissen sie nicht, wie sie mit Patientinnen und Patienten umgehen sollen, auf deren Auskünfte man nicht zählen kann. Weil geistige Beeinträchtigungen sich im fremden Umfeld nicht immer gleich als solche zu erkennen geben, nimmt auch niemand Rücksicht darauf.

Um es platt auf den Punkt zu bringen: Ältere Patienten, die nicht mehr so schnell denken und sich an die Klinikstrukturen nicht anpassen, sind belastend. Sie stören den reibungslosen Ablauf. Die Erkrankten können sich nicht orientieren und können selbst in frühen Phasen vor lauter Stress keine verwendbaren Auskünfte über ihr Befinden und ihre Erkrankung geben. Englische Fachleute beklagen über all das hinaus sogar eine architekturbedingte Inkontinenz, weil geschwächte Menschen die Toiletten in den unübersichtlichen Gebäuden einfach nicht rechtzeitig finden können.

Unmöglich!

Pflegeforscher nennen Demenzpatienten im Krankenhaus halb im Scherz eine »Mission impossible«, eine »unmögliche Mission«. Dies vor allem, weil es zu wenig Personal gibt, das weiß, wie man einem verängstigten und verwirrten Patienten helfen kann, der sich krank und verlassen fühlt und die Behandlungsmethoden nicht begreift. Es reicht eben nicht, ihm ein Glas Wasser auf den Nachttisch zu stellen. Er bleibt durstig, weil er die Flüssigkeit vielleicht nicht sieht oder nicht mehr weiß, wie man trinkt.

Menschen mit geistigen Leistungsschwächen gehören nicht nur aus medizinischer Sicht zu einer Risikogruppe, sie sind für Kliniken auch ökonomisch ein Risiko – vor allem durch den höheren Pflegeaufwand und eine längere Aufenthaltsdauer. All das sollen pflegende Angehörige auffangen, indem sie so viel wie möglich anwesend sind und einen Teil der Pflege übernehmen.

Der zeitliche Aufwand ist ungemein hoch. Wer berufstätig ist, muss sich womöglich Urlaub nehmen. Denn mehr noch als zu Hause brauchen diese verletzlichen Menschen ihre gewohnten Bezugspersonen, die ihnen als Helfer, als Vertraute und als Fürsprecher zur Seite stehen.

Eine Pflegeforscherin erzählt dazu folgende Geschichte: Sie besucht ihre Mutter im Krankenhaus. Im Nachbarbett liegt eine ältere Dame, die unaufhörlich wimmert und schreit. Die Forscherin geht daraufhin zum jungen Stationsarzt und sagt ihm: »Sie müssen sich um diese Frau kümmern!« Er darauf: »Nein, wieso? Die ist doch dement.« Der unerfahrene Mediziner hält das Wehklagen der Frau für ein Symptom der Demenz und nicht für das, was es ist: ein Zeichen von Leiden und Schmerzen.

DAS FAZIT MUSS LAUTEN: BLOSS NICHT INS KRANKENHAUS! ALLES VERSUCHEN, DAMIT DER KRANKE ZU HAUSE, IN DER ARZTPRAXIS ODER IN EINER TAGESKLINIK BEHANDELT WERDEN KANN.

Schmerzen behandeln

Wenn ältere Menschen im Krankenhaus durch extremes Verhalten auffallen, laut werden oder sogar randalieren, sollten Ärzte zuallererst daran denken herauszufinden, was ihnen fehlt. Vor allem sollten sie Schmerzen lindern! Das Leiden daran kann Verwirrte, die sich nicht mehr verständlich machen können, buchstäblich in den Wahnsinn treiben. Wissenschaftliche Studien zeigen eindeutig, dass Bewusstseinsstörungen wie etwa ein Delir (ab Seite 78) sehr häufig von Schmerzen ausgelöst werden.

Vorsicht vor Psychopharmaka

Wenn demente Patienten den Ablauf erschweren, greifen überlastete Krankenhausärzte oft vorschnell zu einem Beruhigungsmittel oder zu einem der gefürchteten antipsychotischen Medikamente. Diese sogenannten Neuroleptika sollten eigentlich nur gegen schwere Wahnvorstellungen eingesetzt werden. Doch falsch angewandte und womöglich überdosierte chemische Ruhigsteller schaden mehr als sie nützen. Ihre Nebenwirkungen können zu massiven Störungen der Bewegungsabläufe führen. So erhöhen sie das größte Risiko alter Menschen, nämlich die Gefahr, zu stürzen und sich die oft schon mürben Knochen zu brechen. Die Folge: Der Patient leidet wahrscheinlich noch immer starke Schmerzen, hat aber geistig abgebaut, ist noch desorientierter und wackeliger auf den Beinen als vorher.

So kann es tatsächlich geschehen, dass ein vergesslicher Mensch wegen seiner Herzschwäche oder einer akuten Infektion ins Krankenhaus kommt und es dann einige Zeit später vollkommen apathisch mit Bewegungsstörungen verlässt, die er vorher gar nicht hatte. Was ihm helfen sollte, hat ihm nachhaltig geschadet.

Hoffnungsschimmer

Zum Glück gibt es immer mehr Projekte, die versuchen, gute Konzepte in möglichst vielen Krankenhäusern zu verankern. Von gemeinnützigen Stiftungen werden für Krankenhausangestellte sogar Studienreisen ins Ausland gefördert, damit sie von anderen, hierin fortschrittlicheren Ländern etwas lernen können.

Optimal sind bei uns bisher vor allem Spezialstationen für Demenzerkrankte, in denen Geriater (Altersmediziner) zusammen mit den Fachärzten anderer Disziplinen die Patienten ganzheitlich betreuen. Basis einer solchen Station ist ein für den Umgang mit der Demenzerkrankung gut geschultes Pflegeteam. Derzeit existieren bundesweit noch nicht viele Kliniken, in denen dies möglich ist. Doch

ALTERS-TRAUMA-ZENTREN

Altersbrüche zählen bei Senioren mittlerweile zu den häufigsten Ursachen für eine Krankenhauseinweisung und spätere Pflegebedürftigkeit. Menschliches Leid und Immobilität, aber auch hohe Kosten für unser Sozialwesen gehen damit einher. Um die Rehabilitation betagter Patienten zu verbessern, hat die Deutsche Gesellschaft für Unfallchirurgie Richtlinien für eine optimale Versorgung erarbeitet. Kliniken, die diese Richtlinien erfüllen, können sich als AltersTraumaZentrum zertifizieren lassen (Adressen im Infokapitel ab Seite 164).

WAS DAS KRANKENHAUS WISSEN SOLLTE

Es ist leider noch immer so: Wenn das Personal im Umgang mit Demenzkranken unerfahren ist, wird der Umgangston oft ausgesprochen unfreundlich. Liebevoll Pflegende, die ihren Angehörigen davor schützen möchten, sorgen am besten vor. Denn je mehr Informationen Ärzte und Pflegepersonal vom Betreuer bekommen, desto besser wird der Patient versorgt.

Das heißt: Kurz und klar notieren, was wichtig ist, und das Blatt bei der Aufnahme abgeben. In jedem Fall deutlich darauf hinweisen, dass die- oder derjenige unter Demenz leidet. Außerdem sollten Pflegende darum bitten, dass ihre Angehörigen innerhalb des Krankenhauses so wenig wie möglich verlegt werden, um den in der ungewohnten Umgebung besonders verletzlichen Menschen weiteren Stress und zusätzliche Verwirrung zu ersparen.

Wer sich auf den Krankenhausaufenthalt vorbereiten kann, packt die im Folgenden aufgelisteten Informationen am besten übersichtlich in eine Mappe. Doch selbst bei einem Notfall hat man als Begleiter im Wartezimmer oft noch Zeit, zentrale Hinweise aufzuschreiben. Oder man kann sie nachreichen.

WICHTIG FÜR BEHANDLUNG UND PFLEGE

Wie viel Fürsorge und Hilfe braucht der Erkrankte im Alltag? Beispiele: Unterstützung beim Essen und Trinken, pürierte Kost wegen Schluckstörungen, Hilfe beim Ankleiden.

WICHTIGE HINWEISE AUF LEBENSGEWOHNHEITEN UND VORLIEBEN

Beispiele: Braucht viel Bewegung, hasst Hilfe beim Waschen, verläuft sich ständig, schläft gern lange, hört seine Lieblingslieder per Kopfhörer.

PAPIERE MITBRINGEN

- Arztbriefe zu Diagnosen und laufenden ärztlichen Behandlungen
- Patientenverfügung, Vorsorgevollmacht und Betreuungsverfügung
- Medikationsplan (siehe Seite 91)
- Die Betreuer sollten unbedingt überprüfen, ob diese Informationen und die Kopien wichtiger Dokumente wirklich in der Krankenakte gelandet sind und beachtet werden.

VERHALTENSWEISEN, DIE MITPATIENTEN IRRITIEREN ODER STÖREN KÖNNTEN

Beispiele: schnarcht laut, hustet viel, zieht sich gern aus, geht nachts auf Wanderschaft.

Alltagsgeschichten

DER BLAUE SCHMETTERLING

Caroline, 86 Jahre, lebte bisher recht vergnügt in einer kleinen altersgerechten Wohnung. Nun ist sie gestürzt. Wie das kam, weiß sie nicht mehr. Sie liegt mit einem Oberschenkel-halsbruch im Krankenhaus. Über ihrem Bett hängt ein Schild mit ihrem Vornamen und dem Vornamen der Krankenschwester, die für sie hauptsächlich zuständig ist. Daneben prangt ein aufgeklebter blauer Schmetterling.

Als sie zusammen mit ihrer Tochter in der Aufnahme des Krankenhauses ankam, riet man den beiden zum Schmetterling, weil die alte Dame etwas vergesslich schien. Später auf der Station versprach ihr der Pfleger, sie müsse gar keine Angst haben, Patienten mit blauem Schmetterling würden hier ganz besonders nett behandelt. Das Personal begegnete ihr tat-sächlich mit so viel Respekt und Aufmerksamkeit, dass Caroline sich bald entspannte. Nie-mand plagte sie mit Fragen, die sie ohnehin nicht hätte beantworten können.

EINFACH EIN SCHLAUES ZEICHEN SETZEN

Als ihre Tochter aus dem Krankenhaus heimkam, berichtete sie dem Rest der Familie von ihren Erfahrungen: »Hinter dem blauen Schmetterling steckt ein intelligentes Informations-und Pflegesystem. Schon bevor wir zu ihm hineinkamen, wusste der Arzt anhand des Schmetterlings auf der Krankenakte, dass unsere Mutter eine Demenz hat. Alles geschah ganz taktvoll, wir mussten gar nicht darüber sprechen. Auch die Krankenschwestern waren informiert. Von der Röntgenassistentin bis zur Hilfskraft, die das Essen bringt, sind alle in dem Krankenhaus auf die Bedürfnisse vergesslicher Menschen vorbereitet und unterstützen sie. Jeder Mitarbeiter, der sich um unsere Mutter kümmert, trägt einen Schmetterling an seinem Namensschild. Ein Glück für uns.«

AUF DIE FEINE ENGLISCHE ART ...

Carolines Krankenbett steht nicht in Deutschland, sondern in Großbritannien. Dort wurde 2012 von der Universitätsklinik North Cumbria eine Kampagne gestartet, die Patienten mit Gedächtnisstörungen unterstützen sollte. Die Erfinder nannten das System »Butterfly-Schema«. Es zielt darauf, die Sicherheit und das Wohlbefinden dieser besonders verletzli-chen Patienten zu verbessern und das Personal für den Umgang mit ihnen zu schulen. Entscheidet sich ein Patient oder ein Betreuer dafür, wird diskret ein Schmetterlingssymbol neben den Namen des Betreffenden platziert. Mehr als 150 Hospitäler nutzen das System, machen ihre Patienten glücklich und sparen Kosten, die sonst oft durch Komplikationen und längere Klinikaufenthalte entstehen.

mehr und mehr Studien zeigen, dass Patienten dort deutlich besser aufgehoben sind als andernorts: Die Menge der verordneten Beruhigungsmittel beispielsweise ist geringer und die betroffenen Menschen werden schneller wieder entlassen.

WAS KÖNNEN ANGEHÖRIGE TUN?

Als Pflegender plant man in die Zukunft. Also erkundigt man sich frühzeitig und vorsorglich, welche Fachärzte ambulant operieren und wo eine Spezialstation ist, in der demenzkranke Angehörige im Fall der Fälle gut aufgehoben wären. Noch besser ist es natürlich, wenn die Möglichkeit besteht, dass der Kranke weitgehend zu Hause medizinisch versorgt und vom Hausarzt betreut werden kann.

Hausbesuche

Aber wie gelingt das, wenn der Arzt keine Hausbesuche machen möchte, der Pflegebedürftige jedoch kaum ohne Schwierigkeiten in die Sprechstunde zu bringen ist?

Die Kassenärztliche Bundesvereinigung gibt zu diesem Thema folgende Auskunft: »Das Verhältnis zwischen Arzt und Patient soll von Vertrauen geprägt sein, dies ist bei dementen Patienten besonders wichtig. Bei Hausbesuchen gilt, dass ein niedergelassener Arzt sie nur dann machen soll, wenn der Patient den Arzt aus gesundheitlichen Gründen nicht aufsuchen kann. Etwa wenn er bettlägerig ist. So sieht es der sogenannte Bundesmantelvertrag vor, der die ambulante ärztliche Versorgung regelt. Ein Arzt muss also unter medizinischen Aspekten beurteilen, ob ein Hausbesuch angebracht ist.«

Die Krankenkasse sagt weiter: »In Deutschland herrscht freie Arztwahl, das ist ein hohes gesellschaftliches Gut. Den Patienten und den Pflegenden steht es also frei, den Arzt zu wechseln. Wir empfehlen Angehörigen, die einen Arzt für einen dementen Patienten suchen, Kontakt zur Patientenberatung der regionalen Kassenärztlichen Vereinigung aufzunehmen« (siehe Infokapitel ab Seite 164).

Man sieht an dieser Auskunft, klar geregelt und für den Betreuenden einfach zu erlangen sind ärztliche Hausbesuche nicht. Wenn die Situation schwierig ist und sonst nichts hilft, kann man sich bei der Krankenkasse beschweren und dort um Hilfe bitten. Das tun übrigens bislang nur sehr wenige Menschen, obwohl sicher viele Krankenhausaufenthalte vermeidbar wären, wenn der vertraute Hausarzt ab und zu ins Haus käme.

Wahrscheinlich gibt es so wenig Klagen bei der Krankenkasse, weil die wenigsten Pflegenden wissen, dass sie eine solche Möglichkeit haben. Je deutlicher die Probleme jedoch bei den Kassen angesprochen werden, desto größer ist die Chance, dass die Strukturen für die häusliche Versorgung von Menschen mit Demenzerkrankungen verbessert werden.

Ambulant ist besser

Wo früher eine stationäre Aufnahme in ein Krankenhaus nötig war, lassen sich heute viele medizinische Eingriffe in einer Tagesklinik ambulant und minimalinvasiv durchführen. Das liegt an besseren Narkosemitteln und schonenderen Operationstechniken.

Patienten mit geistiger Leistungsschwäche erholen sich schneller von einer Operation, wenn sie direkt nach einem Eingriff heim in ihre vertraute Umgebung kommen. Ohne fremde Bettnachbarn und ohne ein lautes Klinikumfeld, das ihnen oft große Angst macht, verlaufen ihre Heilungsprozesse ungestörter.

WAS PFLEGENDE TUN KÖNNEN, WENN DER SCHÜTZLING DOCH INS KRANKENHAUS MUSS

Manchmal ist es unausweichlich: Der an Demenz Erkrankte hat ein akutes Leiden oder einen Unfall und muss unbedingt stationär behandelt werden. Wie kann dies trotz der schwierigen Lage in vielen Kliniken gut gelingen? Am besten mit Vorsorge.

IM VORFELD

- Bei geplanten Operationen rechtzeitig ein demenzfreundliches Krankenhaus suchen. Wünschenswert sind neben dem üblichen Pflegepersonal auch in der Altenpflege erfahrene Kräfte, die sich um ängstliche und verwirrte Patienten kümmern. Außerdem nach geschulten ehrenamtlichen Demenzbegleitern fragen, sie können die pflegenden Angehörige erheblich entlasten.
- Nachfragen, ob Rooming-In möglich ist, also ob die Möglichkeit besteht, dass eine Bezugsperson nicht nur tagsüber, sondern auch nachts im Raum des Kranken bleibt, um Angstzustände und Verwirrtheit zu reduzieren oder zu vermeiden. Darauf hinweisen, dass pflegende Angehörige wertvolle Helfer und Ansprechpartner sind.

IM KLINIKGEPÄCK

- Vor allem in den ersten Tagen benötigen Ärzte und Pflegepersonal oft Informationen über Medikamente oder Allergien. Auch Eigenarten, Vorlieben und Angewohnheiten des Patienten spielen für die Behandlung eine Rolle (siehe Seite 73).
- Nur Kleidung und Hygieneartikel mitbringen, die tatsächlich benötigt werden. Vorher danach fragen.

VOR ORT UNTERSTÜTZEN

- Vergessliche Menschen, die plötzlich im Krankenhaus landen, begreifen oft nicht, wo sie sind. Als Angehöriger sollte man ihnen immer wieder mit ruhiger Stimme erklären, warum sie hier sind.
- Dafür sorgen, dass so oft wie möglich jemand von der Familie bei dem Kranken in der Klinik bleibt. Vertraute Gesichter schaffen Orientierung in der ungewohnten Umgebung.
- Der Aufenthalt wird für den Kranken angenehmer, wenn er vertraute Gegenstände um sich hat. Das können Lieblingsfotos für den Nachttisch sein, Stofftiere, ein Buch zum Vorlesen, die richtige Musik oder Handarbeitsmaterial. Hauptsache, es lässt die Zeit schneller vergehen und trägt zur Entspannung bei.

- Gerade für Vergessliche ist es hilfreich, wenn ein naher Angehöriger bei Behandlungen oder vor Operationen stets an ihrer Seite ist. Das schafft Orientierung und Ruhe in der ungewohnten Umgebung.
- Anbieten, bei den Arztvisiten anwesend zu sein, damit der Informationsaustausch zwischen dem Krankenhausteam und den Angehörigen gut funktioniert.
- Gerade gegen Abend werden Menschen mit Demenz erfahrungsgemäß oft unruhig. Deshalb insbesondere für die Zeit zwischen 16 und 20 Uhr für beruhigenden und rundum erfreulichen Besuch sorgen!
- Um zu verhindern, dass der Kranke nachts unruhig wird und herumgeistert, den Tag-Nacht-Rhythmus durch gezielte Aktivitäten am Tag unterstützen. Falls möglich, mit ihm vormittags oder über Mittag ans Tageslicht hinausgehen. Zur Not das Bett näher ans Fenster stellen.

IM UMFELD KLÄREN

- Die Mitpatienten im Krankenzimmer über die Demenzerkrankung informieren. Dies fördert das Verständnis und schafft Toleranz. Gut möglich, dass dann der Bettnachbar hilft, wenn der kranke Angehörige etwas braucht.
- Das Pflegepersonal über die Bedürfnisse des Kranken informieren und so gut es geht für seine Probleme sensibilisieren. Nach Möglichkeit verhindern, dass der Kranke als schwierig abgestempelt wird.
- Darum bitten, dass nach einer Operation früh, eventuell noch im Aufwachraum, festgestellt wird, ob der Angehörige ein postoperatives Delir entwickelt. Dann darauf dringen, delirfördernde Medikamente wegzulassen (ab Seite 78). Eventuell mit dem Apotheker des Krankenhauses darüber reden.
- Um Physiotherapie und Beschäftigungsangebote für den Kranken bitten. Das ist wichtig, um Beweglichkeit und Selbstständigkeit zu stabilisieren. Sonst könnten noch vorhandene Fähigkeiten verloren gehen.
- Für Ruhe beim Essen sorgen! Kranke reagieren auf stressige Ausnahmesituationen häufig, indem sie die Mahlzeiten ablehnen. Eine störungsfreie Umgebung regt den Appetit hingegen wieder an.
- Unbedingt prüfen, ob der- oder diejenige ausreichend mit Essen und Getränken versorgt wird. Bei fortgeschrittener Demenz braucht eine Pflegekraft bis zu 45 Minuten, um das Essen anzureichen. Das überlastete Personal freut sich in solchen Fällen sehr über Unterstützung durch Angehörige.

DELIR ODER DEMENZ?

*Beide Beschwerdebilder werden häufig verwechselt –
was fatale Folgen haben kann. Hier tut Aufklärung
not und es ist wichtig, auch als Angehöriger
ausreichend Bescheid zu wissen.*

Nach einer Behandlung im Krankenhaus sind vorübergehende Bewusstseins- oder Wahrnehmungsstörungen keine Seltenheit. Sie werden oft auch Durchgangssyndrom oder Verwirrtheitssyndrom genannt, Ärzte wählen meist den Begriff »Delir«.

Leider wird dieser Zustand nicht immer erkannt, das Personal in den Kliniken schreibt auffälliges Verhalten meist eher einer Demenz zu. Tatsächlich entsteht jedoch rund ein Drittel der Delirien durch Nebenwirkungen von Medikamenten oder Wechselwirkungen verschiedener Mittel (genauere Informationen hierzu siehe unter Priscus- und Forta-Liste im Infokapitel ab Seite 164).

Ebenso häufig kann ein Delir der Ausdruck von starken Schmerzen sein (ab Seite 85). Bei einer bereits vorhandenen Demenz kann ein Delir lange andauern – bis zu einigen Wochen. Es gilt also, Ärzte und Pflegepersonal schnell darin zu unterstützen, das Delir von der Demenz zu unterscheiden. Denn je länger ein Delir bei einem vergesslichen Patienten anhält, desto größer sind meistens auch die Spätfolgen. Die körperlichen Ursachen des Delirs sollten vor allem deshalb so schnell wie möglich herausgefunden und behoben werden, weil ein Delir die Demenz nachhaltig verstärken kann.

Was kann man tun?

- Die Ärzte bitten, auf der Suche nach den Ursachen mögliche Nebenwirkungen und Wechselwirkungen von Medikamenten zu überprüfen und außerdem für genügend Sauerstoff zu sorgen.
- Pflegekräfte und Ärzte können schauen, ob der Wasserhaushalt des Körpers stimmt, und die Spiegel von Kalium, Natrium und/oder Kalzium überprüfen. Wichtig ist eine ausreichende Flüssigkeitszufuhr – und dass der Kranke genug isst.

ANZEICHEN	DEMENZ	DELIR
Das Leiden	entwickelt sich langsam, fast unmerklich schleichend.	entsteht plötzlich mit großer Deutlichkeit innerhalb von Stunden oder wenigen Tagen. Es zeigt sich oft nachts.
Die Fähigkeit, sich zu orientieren	ist häufig eingeschränkt, vor allem zeitlich und örtlich.	ist meistens nur zeitlich eingeschränkt.
Die Sprache	verarmt, vor allem durch Wortfindungsstörungen, später bis hin zum Verstummen.	steigert sich oft zum heftigen Redefluss (hyperaktives Delir) oder wird auf Unzusammenhängendes reduziert (stilles Delir).
Wahnvorstellungen oder Halluzinationen	sind eher selten.	sind häufig, die Betroffenen hören oder sehen nicht vorhandene Dinge oder Personen.
Bewegungen und Ausdruck	sind unauffällig oder für die betroffene Person im üblichen Rahmen.	wirken ruhelos oder gehetzt – oder ganz im Gegenteil teilnahmslos und apathisch.
Körperliche Anzeichen	sind unauffällig.	fallen auf, zum Beispiel Schwitzen, Herzklopfen oder Zittern. Typisch: Erhöhter Blutdruck und stark beschleunigter Puls.
Das Bewusstsein	ist unverändert.	ist plötzlich getrübt und stark eingeschränkt.

- Fixierungen und andere Zwangsmaßnahmen verstärken das Delir und sollten ausbleiben. Stattdessen sollte man versuchen, den ohnehin aufgewühlten und aufgebrachten Zustand des Kranken durch menschliche Zuwendung zu mildern.
- Auf Katheter und Infusionen möglichst verzichten. Sie würden eine engmaschige Betreuung erfordern.
- Auf den Bewegungsdrang der Kranken möglichst eingehen, sie beispielsweise beim Gehen unterstützen.

- Zur besseren Orientierung Brillen und Hörgeräte zugänglich machen. Kalender und Uhr besorgen, unbedingt viel Tageslicht in den Raum lassen.
- Für ausreichend Ruhe und Geborgenheit sorgen. Lärm und andere negative Außenreize reduzieren.
- Ein Gefühl der Sicherheit vermitteln. Dem Kranken in langsamer, ruhiger und klarer Sprache gut zureden. Die aktuelle Umgebung und die Zusammenhänge immer wieder geduldig erklären.

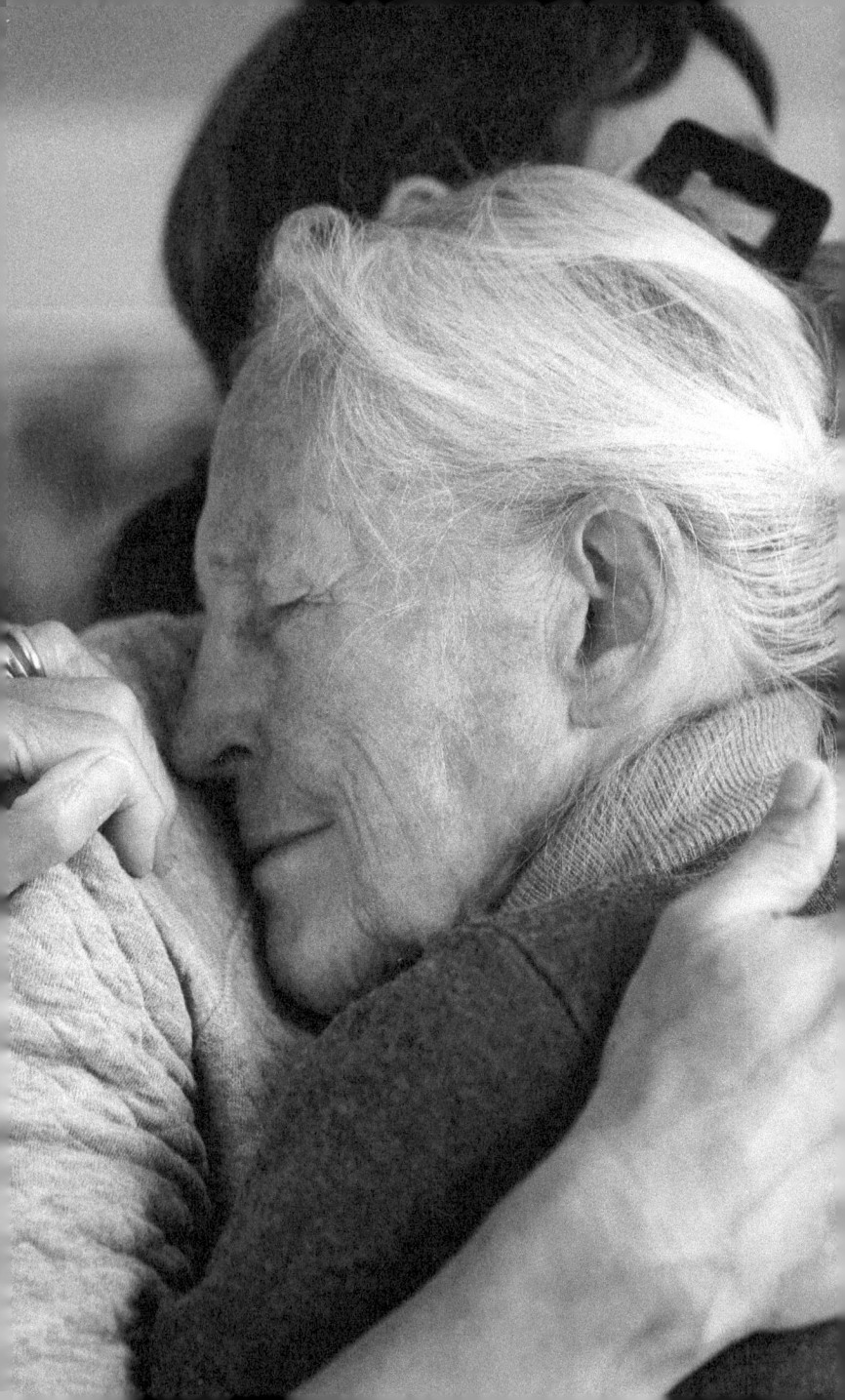

HERAUS-FORDERNDES VERHALTEN

Jeder kennt Erzählungen von nervigen
oder gar aggressiven Demenzpatienten,
die es ihren Angehörigen in der Pflege
nicht leicht machen. Auch hier gilt:
Einfühlungsvermögen und kleine Kniffe
helfen beiden Seiten.

MAMA MACHT SACHEN

Wenn das Gehirn Ausfallserscheinungen zeigt, können die wildesten Dinge passieren – manchmal erheiternd, oftmals aber auch anstrengend. Wie helfen?

Die mittlere Phase der Erkrankung erfordert oft viel Geduld. Einige Kranke verstummen, andere schimpfen, machen Lärm oder reizen durch grimmige Launen. Pflegeforscher haben dafür den etwas eckigen Begriff »herausforderndes Verhalten« geprägt, er soll Diskriminierungen verhindern. Gemeint ist ein Benehmen, das für den Pflegenden unverständlich, beleidigend, nervtötend oder sogar abstoßend sein kann.

ETWAS VERRÜCKT IST GANZ NORMAL

Noch in den 1980er-Jahren führten Fachleute auffälliges Verhalten ausschließlich auf Schädigungen des Gehirns zurück. Heute lautet der Grundsatz: Jedes Betragen hat Gründe, die Erkrankten reagieren damit auf ihre seelischen und körperlichen Belastungen. Natürlich verhalten sie sich dabei vielfach anders, als es ein Gesunder tun würde. Denn mit dem, was sie tun, versuchen sie, sich ihrer Behinderung anzupassen – und zwar mit allem, was ihnen noch zur Verfügung steht. Heute einsatzbereite Medikamente können solche problematischen Verhaltensweisen höchstens minimal verbessern.

Wer ungewöhnliches Verhalten deuten kann, leidet weniger darunter

Menschen, deren Hirnstoffwechsel gestört ist, müssen mit Situationen fertigwerden, denen sie hilflos ausgeliefert sind. Oft fühlen sie sich eingeengt und wollen ihre verlorene Freiheit zurückgewinnen. Wer die Kranken stresst, muss mit Widerstand rechnen. Oder mit Rückzug, damit, dass sie die Kooperation verweigern.

Dass sie jedoch schreien, stöhnen oder rufen, liegt viel häufiger, als Pflegende denken, an Schmerzen (siehe ab Seite 85). Weil sie ihre Gefühle mit der Zeit immer weniger kontrollieren können, reagieren einige aufbrausend und impulsiv. Fühlen sie sich ernstlich bedroht, schlagen sie manchmal sogar plötzlich zu – in Notwehr sozusagen.

Was denjenigen, der sie pflegt, schockiert oder ärgert, erkennen sie nicht – einfach weil sie mit der Zeit immer schlechter im Gesicht des Gegenübers lesen können. So nehmen sie die Gefühle der anderen immer schlechter wahr. Und weil auch ihre Reaktions- und Lernfähigkeit schwindet, können sie ihr Verhalten nicht ändern, selbst wenn ihr Benehmen ihnen im Moment leidtut.

Oft stecken hinter merkwürdigem Gebaren natürlich auch persönliche Charakterzüge. Eine Demenz kann Eigenschaften freilegen, die früher von Vernunft, Disziplin oder Moral im Zaum gehalten wurden. Insbesondere dann, wenn sich vielleicht lebenslang verdrängte traumatische Gewalterlebnisse Bahn brechen, brauchen Pflegende die Hilfe von Fachleuten, zum Beispiel von einem demenzerfahrenen Psychiater (Informationen dazu im Infokapitel ab Seite 164).

DER KERN DER BEHINDERUNG

Auch wenn es im Alltag schwerfällt: Man sollte sich immer wieder klarmachen, dass hier eine Erkrankung des Gehirns das Verhalten beeinflusst. Der Kranke kann nichts dafür, wenn er irrational handelt oder ausrastet. Es bringt deshalb nichts, ihn zu kritisieren, ihm zu sagen, dass er wieder mal falsch liegt, nichts verstanden oder begriffen hat. Kommentare wie »Aber ich habe dir doch gerade erst gezeigt, wo deine Brille liegt!« nützen dem Vergesslichen gar nichts! Sein Gehirn löscht neue Informationen oft schon Sekunden später, er vergisst sofort, was ihm gesagt wurde. Nur das Gefühl, ungerecht behandelt oder gar abgewatscht zu wer-

ABWEICHEND UND IRRITIEREND

Was Pflegebedürftige beim Fortschreiten ihrer Erkrankung tun, wenn sie unter Schmerzen leiden, überfordert sind oder seelisch in die Enge geraten:

- Sie wandern unruhig umher.
- Sie wiederholen sich vielfach.
- Sie erzeugen wiederkehrende Geräusche.
- Sie sammeln Dinge, nesteln an ihrer Kleidung, kramen, leeren Schubladen.
- Sie schreien, jammern oder rufen.
- Sie schimpfen, benutzen unflätige Wörter.
- Sie werden handgreiflich.
- Sie verfallen in Apathie und reagieren teilnahmslos.

den, das bleibt bei ihm hängen. Hier liegt der Kern der Behinderung. Wir, die Pflegenden, müssen lernen, damit klarzukommen. Dabei hilft es, sich vorzustellen, wie schwierig es für einen Menschen mit dieser Erkrankung ist, sich in unserer schnellen, komplizierten Welt zurechtzufinden.

Auch wir würden auf abgeschlossene Türen und unberechtigte Kritik mit Scham oder mit Ärger reagieren. Sicher würden wir auch versuchen, uns gegen Einsamkeit und Langeweile zu wehren, wenn wir den ganzen Tag allein in einem Zimmer verbringen müssten. Der Wunsch, angenehm zu leben und geliebt zu werden, gerät durch Vergesslichkeit schließlich nicht geringer.

Sehnsucht nach Liebe

Es gibt nur einen Weg, mit einem Menschen, der unter dieser Krankheit leidet, in Harmonie zu leben, und der heißt: Seine Leiden und Gefühle ernst nehmen und anerkennen. Der englische Psychologe Tom Kitwood, ein Vordenker der modernen Pflegeforschung, schrieb schon in den 1980er-Jahren, dass Menschen mit Demenz ein ausgeprägtes, beinahe kindliches Verlangen nach Trost und Liebe zeigen.

AUCH EIN UNANGE-MESSEN VORGEBRACH-TES ANLIEGEN KANN BERECHTIGT SEIN.

Was es noch schwieriger macht: In der Spätphase der Demenz zeigen Erkrankte nur noch wenige Gemütsregungen im Gesicht. Fürsorgliche Pflegende fragen sich dann,

wie weit sie überhaupt noch durchdringen. Zum Glück sehr weit. Je mehr das Bewusstsein schwindet, desto mehr Platz nehmen die Gefühle ein. Wenn man dies im Umgang mit dem Kranken wenigstens ein Stück weit beherzigt, kann auch in schwierigen Phasen der Erkrankung eine Atmosphäre entstehen, die alle bereichert.

BEDÜRFNISSE, DIE WIR ALLE KENNEN

Wie jeder andere reagieren auch Menschen mit nachlassenden Fähigkeiten genervt oder gar erbittert, wenn ihr Wohlbefinden gestört ist. Es sind oft einfache Dinge, die man leicht beheben kann, die aber denjenigen so sehr plagen, dass er sich auf seine Weise bemerkbar macht. Wer seit Stunden durstig ist, weil das Wasserglas unerreichbar weit weg steht, oder wer ein Hörgerät hat, das unerträglich piepst, der schreit irgendwann einfach laut los. Und Pflegende, die von den Ursachen nichts mitgekriegt haben, fragen sich: Ist mein Angehöriger verrückt geworden? Kommt das von der Demenz?

Die Antwort ist: Sehr wahrscheinlich nicht! Wie aber kommt man an die Ursachen? Die folgende kleine Checkliste gibt Anhaltspunkte, die helfen herauszufinden, wo das Problem des Angehörigen wirklich liegt.

Schmerzt der Körper?

Plagen ihn unerkannte Schmerzen (ab Seite 85)? Ist er hungrig oder durstig? Leidet er unter Verstopfung, Harn- oder Stuhldrang? Sind die Ohren in Ordnung? Sind Gliedmaßen eingeschlafen, sitzt Kleidung unbequem, quält den Pflegebedürftigen ein Juckreiz, leidet er unter Unwohlsein oder unter den Nebenwirkungen von Medikamenten?

NÄHE UND RESPEKT

Wer lange Zeit ohne Streicheln und Umarmungen auskommen muss, verkümmert seelisch und körperlich. Menschen, deren Denkvermögen verloren geht, brauchen reichlich Anerkennung.

Sie sehnen sich ...

* ... nach Lob und Bestätigung.
* ... danach, etwas Sinnvolles zu tun, etwas bewirken zu können.
* ... nach Kontakt zu anderen Menschen.
* ... danach, dazuzugehören.
* ... nach dem Gefühl von Sicherheit und Geborgenheit.
* ... nach Vertrauen und Hoffnung.

Wenn wir dem Pflegebedürftigen zeigen, dass wir ihn verstehen und ihn als wertvolle Persönlichkeit bestätigen, lässt seine Anspannung nach. Ungewöhnliche oder nervige Verhaltensweisen verschwinden dann häufig.

Sind es die Gefühle?

Fehlen Nähe, Trost und liebevolle Zuwendung? Ist er müde oder überfordert? Hat ihn jemand herabgesetzt, verletzt oder beleidigt? Gibt es unbestimmte Ängste? Quälen Einsamkeit, Eintönigkeit und Langeweile? Sind zu viele Leute da? Erkennt er Sie nicht, hält Sie für jemand Fremdes?

Liegt es am Umfeld?

Funktioniert das Hörgerät nicht richtig? Fehlt die Brille? Ist zu viel Licht im Raum, fühlt er sich geblendet? Oder ist zu wenig Licht da? Vielleicht kann er nicht gut sehen und nimmt deshalb beunruhigende Schatten wahr. Stört ihn möglicherweise Lärm, gibt es Geräusche, die ihn ängstigen könnten? Ist ihm zu kalt oder auch zu warm?

SCHMERZEN OHNE WORTE

Quält uns ein Schmerz, können wir sagen, wo wir ihn fühlen und wie lange er uns schon plagt. Menschen in mittleren und späten Phasen der Demenz verlieren diese Fähigkeit. Deshalb wird ihr Leiden oft nicht erkannt und demzufolge auch nicht behandelt. Als Pflegender steht man ratlos da, wenn der Angehörige plötzlich Unverständliches ruft, grimmig das Gesicht verzieht oder nichts mehr essen mag. Früher hat man solche Veränderungen einfach der Krankheit zugerechnet, inzwischen wissen Pflegeexperten, dass überwiegend Schmerzen die Ursache sind. Fragt man den Betroffenen: »Tut dir etwas weh?«, kann es jedoch gut sein, dass er verneint, obwohl er Qualen leidet. Er kann sein Empfinden einfach nicht in Worte fassen.

MENSCHEN, DIE VERGESSLICH UND VERWIRRT SIND, GEWÖHNEN SICH AN, IMMER ERST EINMAL NEIN ZU SAGEN.

Ein Nein ist für sie die sicherste Antwort, wenn sie nicht wissen, was um sie herum los ist und was andere von ihnen wollen. Das erklärt auch, warum Studien zeigen, dass Menschen mit einer Demenzerkrankung nach Operationen weniger schmerzlindernde Medikamente bekommen als andere Patienten ihres Alters mit der gleichen Erkrankung. Sie leiden mehr, weil sie Schwierigkeiten haben, sich zu äußern.

Umdenken nötig

Ärzte und Schwestern sind es gewohnt, nach Schmerzen zu fragen und verständliche Antworten zu kriegen. Sie haben dafür eine Fülle von sogenannten Schmerz-Assessment-Tools, also standardisierten Fragebögen mit Skalen und Bewertungspunkten. Doch Fachleute bezweifeln, dass solche Instrumente bei einem an Demenz erkrankten Menschen tatsächlich Schmerzen messen. Bis heute existiert kein sicheres Verfahren, das es erlaubt, die Art und Stärke des Schmerzes zu ermitteln, wenn sich der Patient dazu nicht äußert. Bekommen unerfahrene Ärzte und Pflegekräfte auf ihre Fragen ein Kopfschütteln oder ein Nein zur Antwort, nehmen sie das oft für bare Münze. Die Folge: Menschen, die sich nicht präzise äußern, erhalten erheblich

WOHER KOMMEN DIE SCHMERZEN?

Natürlich gibt es tausend Ursachen für ein Alarmsignal des Körpers. Ärzte und Pflegende müssen sich mit etwas Geduld und doch unverzüglich auf die Suche begeben. Hier eine kleine Auswahl von Schmerzquellen, die infrage kommen.

ZAHNSCHMERZEN

Weil die Pflegebedürftigen das Zähneputzen genauso vergessen wie alles andere und sich oft mit Händen und Füßen gegen eine professionelle Zahnreinigung wehren, haben sie häufiger Zahnschmerzen. Da hilft nur ein Zahnarzt, am besten einer, der ins Haus kommt und besonders freundlich und sanft vorgeht.

ARTHROSE

Oftmals sind es Verschleißerkrankungen der Gelenke, die den Pflegebedürftigen ausdauernd quälen. Durch Abnutzung entstehen Risse im Knorpel, er wird porös und verursacht Entzündungen mit starken Schmerzen.

OSTEOPOROSE

Weil die Knochenmasse abnimmt, brechen sich die Betroffenen schon bei geringfügigen Anlässen die Knochen. Das löst heftige Schmerzen aus, die chronisch werden können.

RÜCKENSCHMERZEN

Sie werden oft durch Bewegungsmangel und einseitige Belastung ausgelöst. Auch Entzündungen, Bandscheibenvorfälle oder Ischiasbeschwerden können die Ursache von chronischen Rückenschmerzen sein.

WUNDLIEGEN

Durch mangelhafte Pflege können sich bei Bettlägerigkeit entzündete Stellen, Wunden und Geschwüre bilden. Dekubitus nennen Ärzte das schmerzhafte Phänomen. Zu den Risikofaktoren gehören: ein schlechter Allgemein- oder Ernährungszustand und insbesondere auch eine vorgeschädigte Haut.

GÜRTELROSE

Sind die Abwehrkräfte des Körpers geschwächt, wachen schlummernde Herpesviren gern auf. Typisch ist ein Ausschlag mit Rötungen und Bläschen, der bandförmig an Rücken und Brust zu sehen ist, sich also wie ein Gürtel ausbreitet. Nicht selten tritt die Gürtelrose auch am Hals oder im Gesicht auf. Die Viruserkrankung befällt vorzugsweise Ältere und verursacht Schmerzen, die extrem stark sein können.

VERSPANNUNGEN

Eine starre monotone Haltung, langes Sitzen oder unbewegliches Liegen führen zu Beschwerden an vielen Stellen des Körpers, weil die Muskulatur schlecht durchblutet wird und sich verkrampft. Die Betroffenen leiden unter Schmerzen beim Aufstehen, beim Laufen und bei alltäglichen Bewegungen.

KOPFSCHMERZEN

Fast jeder kennt sie. Mehr als die Hälfte aller Deutschen leidet zumindest gelegentlich darunter – und natürlich sind auch Menschen mit Demenz betroffen. Was die Beschwerden lindert, hängt von der Art des Kopfschmerzes ab.

Oft leiden Menschen unter mehreren Erkrankungen gleichzeitig. Dann müssen die Schmerzmedikamente mit dem Arzt sorgfältig abgestimmt werden, um unerwünschte Wechselwirkungen zu vermeiden.

Alltagsgeschichten

TUT GAR NICHT WEH

Vater und Sohn verlieren im Alltag nicht viele Worte, die beiden mögen sich, sind ein eingespieltes Team. Der Vater, verwitwet und mit 64 Jahren früh vergesslich geworden, ist pflegeleicht im wörtlichen Sinn. Er fordert nie etwas, beklagt sich selten, sitzt meistens einfach da und spielt still vergnügt mit seiner Schildkrötensammlung. Über 200 steinerne Exemplare hat er auf seinen beruflichen Reisen zusammengetragen. Unterdessen arbeitet der Sohn am PC, trifft Freunde und geht zum Tennis. »Ein bisschen Zeit brauche ich für mich«, sagt der 40-jährige Freiberufler.

WENN SCHMERZEN AGGRESSIV MACHEN

Das Leben verläuft problemlos, bis zu dem Tag, als der Ältere morgens nicht aufstehen mag. Der Sohn will ihn sanft anheben und beim Aufrichten unterstützen, da schlägt der Vater zu. Zum ersten Mal im Leben erhebt er die Hand gegen seinen Jungen. Ein Schock. Auf die erschrockene Frage: »Tut dir was weh?« schüttelt der Vater jedoch mühsam den Kopf. »Gut, wenn du müde bist, bleib einfach liegen.« Als der Vater Stunden später noch immer unverändert daliegt und jede Berührung mit gepeinigter Miene abwehrt, ruft der Sohn den Hausarzt. »Bandscheibenvorfall«, konstatiert der erfahrene Mediziner, er verschreibt schmerz- und entzündungshemmende Medikamente mit einem genauen Einnahmeplan. »Sobald die Schmerzen etwas nachlassen, fangen wir mit der Physiotherapie an. Aber grundsätzlich braucht Ihr Vater mehr Bewegung. Gehen Sie mit ihm zum Sport, damit die Rückenmuskulatur gestärkt und die Wirbelsäule entlastet wird! Sonst wird die Pflege vielleicht irgendwann richtig problematisch. Er sitzt viel zu viel.«

SCHÖN WARM UND GUT FÜR DEN KOPF

Eine Weile kommt die Physiotherapeutin ins Haus. Als die Rückenbeschwerden nachlassen, gehen Vater und Sohn auf die Suche nach einer Sportmöglichkeit, die ihnen beiden Spaß macht. Sie landen im Freizeitbad. Es zeigt sich glücklicherweise, dass der Vater beim Schwimmen nichts verlernt hat. Er krault sogar einen besseren Stil als sein Sohn. Und diese Bestätigung tut ihm natürlich gut. Nach dem Schwimmen gehen beide noch in die Sauna und kommen zwei, drei Stunden später entspannt zurück nach Hause. Auch der Hausarzt ist hochzufrieden. »Sauna ist ideal, die Temperaturreize aktivieren sogar Selbstheilungskräfte im Gehirn, das zeigt jetzt die aktuelle Forschung«, sagt er und erzählt dem Sohn von einer finnischen Studie, die bereits seit 20 Jahren läuft und deutliche positive Effekte in der Alzheimerprävention beobachtet.

weniger Schmerzmittel als solche, die noch sagen können, wo es wehtut. Und vor allem bekommen sie weniger Schmerzmittel, als sie bräuchten, um schmerzfrei zu sein.

Aktiv werden!

Wer glaubt, dass sein Angehöriger unter Schmerzen leidet, bittet den behandelnden Arzt am besten, ihn sorgfältig zu untersuchen, um herauszufinden, was die Schmerzen auslöst. Ärzte prüfen dabei, ob Blutdruck und Pulsfrequenz angestiegen sind, ob derjenige schwitzt und schneller atmet als sonst.

Für Pflegende ist es wichtig, sich bei einer solchen Untersuchung einzubringen und die eigenen Beobachtungen an den Arzt weiterzugeben. Wenn nötig, kann man auch auf den aus den USA stammenden Fragebogen zur Beurteilung von Schmerzen bei Demenz (BESD) hinweisen (siehe Seite 169).

Meistens aber reicht ein Blick ins Gesicht. Sind die Zähne des Pflegebedürftigen fest zusammengebissen, die Lippen aufeinandergepresst, zieht er Grimassen, ist seine Stirn in tiefe Falten gelegt, signalisiert er: Mir tut etwas weh, sehr weh.

In späten Phasen bleiben die Gesichter jedoch manchmal eher unbewegt, sodass sich nichts mehr aus ihnen lesen lässt. Dann äußern die Erkrankten ihre Schmerzen nur über den Körper. Sie reiben sich die Stelle, nesteln an sich herum, bewegen sich unruhig oder gehen in eine Schonhaltung.

VERSTEH MICH DOCH!

Mit dem Fortschreiten der Demenz werden Gespräche auch unter eigentlich Vertrauten schwieriger. Dann kann der Kranke oft nicht mehr genau verstehen, was man ihm sagt,

und sich selbst auch nicht mehr gut äußern. Kleine Tricks können helfen, die Kommunikation zu verbessern.

- Den Kranken mit dem Namen direkt ansprechen und dabei ansehen, um sicher zu sein, dass er zuhört. Wenn er sitzt, kann es nützlich sein, sich auf Augenhöhe zu begeben, also in die Hocke zu gehen oder sich ebenfalls hinzusetzen, um beim Sprechen Blickkontakt zu halten.
- Langsam und mit freundlicher Stimme sprechen. Die Antwort ruhig abwarten.
- Möglichst kurze Sätze wählen mit jeweils einer einzigen Aussage, also etwa: »Es ist Zeit zum Essen.« Oder: »Wir wollen in den Garten gehen.«
- Keine Themen aufgreifen, an die sich der Angehörige nicht erinnern kann. Lieber über vertraute Dinge und Zeiten sprechen.
- Ironie gänzlich vermeiden. Keine sprachlichen Bilder und modischen Redewendungen benutzen.
- Lärmquellen wie Radio oder Fernseher ausschalten. Ein hoher Geräuschpegel macht es dem Kranken schwerer zu verstehen, was man ihm sagt.
- Gespräche nicht abrupt beenden, sondern direkt ankündigen, wenn die Angelegenheit erledigt ist.

LOST IN MEDICATION

Menschen mit Demenz können unter einer Vielzahl anderer Krankheiten leiden. Ärzte verordnen dann zwangsläufig weitere Medikamente. Mehr als fünf kommen da leicht zusammen, Fachleute nennen das Polypharmazie. Gerade bei Demenz kann das allerdings für neue Probleme sorgen. Typisch ist folgende Geschichte. Der Hausarzt stellt bei einer vergesslichen 75-Jährigen unter anderem einen erhöhten Blutdruck fest. Sie bekommt dagegen ein Medikament. Beim nächsten Termin ist der Blutdruck weiterhin erhöht, der Arzt verschreibt daraufhin ein weiteres Medikament. Mit der Zeit bekommt sie immer andere Präparate und höhere Dosen verschrieben, denn der Arzt hat den Eindruck, dass die Medikamente nicht anschlagen. Tatsächlich hat die vergessliche Patientin sie aber nur gelegentlich eingenommen. Sie stapeln sich überall in der Wohnung. Zum Glück war der Blutdruck nur sehr gering erhöht. Seit ihr Angehörige die Tabletten regelmäßig verabreichen, braucht sie nur eine sehr kleine Dosierung. Insgesamt konnte ihr Medikamentencocktail energisch zusammengestrichen werden, nachdem man auf das Thema aufmerksam geworden war.

Weniger Pillen, mehr Sicherheit

Außerdem: Je mehr Medikamente zu Hause herumstehen, desto größer ist das Risiko, sie zu verwechseln. Auch Nebenwirkungen sowie Unverträglichkeiten und andere arzneimittelbezogene Probleme häufen sich mit jedem weiteren Präparat. Letztlich kann damit auch das Risiko steigen, schwer zu erkranken und ins Krankenhaus eingewiesen zu werden. So widersinnig es klingt: Arzneimittelprobleme stecken hinter jedem zehnten stationären Aufenthalt.

Vor allem: Ohnehin schon vorhandene Gedächtnisprobleme können durch falsche Arzneimittel verstärkt werden. Riskant sind allen voran Schlaf- und Beruhigungsmittel. Auch muskelentspannende Mittel, die sogenannten Anticholinergika, lösen manchmal Verwirrtheit aus, verschlechtern den Gang und können das Gedächtnis belasten.

ANGEHÖRIGE UND ÄRZTE VERWECHSELN NEBENWIRKUNGEN VON ARZNEIMITTELN NICHT SELTEN MIT EINEM FORTSCHREITEN DER DEMENZ.

Guter Plan

Seit 1. Oktober 2016 haben Patienten, wenn sie mindestens drei Präparate verordnet bekommen haben, Anspruch auf einen schriftlichen Übersichtsplan vom Hausarzt (siehe rechte Seite). Das verschafft eine Kontrolle über Wirkstoffe, Handelsnamen, Stärke und Grund der Verschreibung. Auch wann man das Medikament wie einnehmen soll, steht dort zusammen mit Hinweisen auf Wechselwirkungen. Natürlich muss man den Plan zu jedem Besuch bei einem Arzt oder ins Krankenhaus mitbringen, damit Änderungen sofort eingetragen werden können. Fachärzte und Krankenhauspersonal können so ihre Behandlungen abstimmen und Nebenwirkungen sowie Wechselwirkungen vermeiden. Auch beim Einlösen von Rezepten oder beim Kauf von frei verkäuflichen Mitteln in der Apotheke wird der Medikationsplan vorgelegt. Der Apotheker kann die Übersicht durch weitere Angaben ergänzen. Nach jeder Änderung erhält der Patient vom behandelnden Arzt den aktualisierten Medikationsplan ausgedruckt ausgehändigt.

<u>Alle drei, vier Monate sollte man überprüfen lassen, ob verordnete Medikamente noch notwendig sind.</u> Falls nicht, können sie nach Absprache mit dem Arzt abgesetzt werden.

Beispiel eines Medikationsplans

für Anneliese Mustermann geb. am: 05.08.1948

ausgedruckt von:
Praxis Dr. Thomas Fürsorg
Beispielallee 23
00962 Lieblingsort

ausgedruckt am: 20.10.2017

Wirkstoff	Handelsname	Stärke	Form	morgens	mittags	abends	zur Nacht	Einheit	Hinweise	Grund
Metoprololsuccinat	Metoprololsuccinat - 1 A Pharma® 95 mg Retardtabletten	95 mg	Tabl	1	0	0	0	Stück		Herz/Blutdruck
Ramipril	Ramipril-ratiopharm®	5 mg	Tabl	1	0	0	0	Stück		Blutdruck
Insulin aspart	NovoRapid® Penfil®	100 E/ml	Lösung	20	0	20	0	I.E.	wechseln der Injektionsstellen, unmittelbar vor einer Mahlzeit spritzen	Diabetes
Simvastatin	Simva-Aristo®	40 mg	Tabl	0	0	1	0	Stück		Blutfette

zu besonderen Zeiten anzuwendende Medikamente

Wirkstoff	Handelsname	Stärke	Form	morgens	mittags	abends	zur Nacht	Einheit	Hinweise	Grund
Fentanyl	Fentanyl AbZ 75 µg/h Matrixpflaster	2,375 mg	Pflaster	alle drei Tage 1				Stück	auf wechselnde Stellen aufkleben	Schmerzen

Selbstmedikation

Wirkstoff	Handelsname	Stärke	Form	morgens	mittags	abends	zur Nacht	Einheit	Hinweise	Grund
Johanniskraut	Laif® 900 balance	900 mg	Tabl	1	0	0	0	Stück		Stimmung

Für Vollständigkeit und Aktualität des Medikationsplans wird keine Gewähr übernommen

TYPISCHE HERAUS-
FORDERUNGEN

ENDLOSE WIEDERHOLUNGEN

Vergessliche Menschen sagen oft immer wieder dasselbe. Typisch sind Fragen wie: »Kind, wie spät ist es?«, »Wann kommt Papa?« oder »Wo ist mein Freund Peter?« Vielfach handeln die Themen von der Familie. Eine Geduldsprobe für jeden Pflegenden sind auch Erzählungen in der Dauerschleife. Einmal, zweimal … zehnmal.

Was steckt dahinter?

Pflegeprofis sprechen von einer Perseveration, wenn jemand sofort wieder vergisst, was er gesagt hat, und sich deshalb ständig wiederholt. Häufig verbirgt sich jedoch ein unerledigtes gefühlsmäßiges Anliegen hinter den Häufungen von bestimmten Aussagen. In diesen Fällen kann ein einfühlsames gemeinsames Suchen nach der Ursache das Problem meistens lösen.

Was kann ich selbst tun?

Die Kranken nie kritisieren oder korrigieren, selbst dann nicht, wenn man sich bereits hochgradig genervt fühlt. Besser als »Verdammt, das hast du schon zehnmal gefragt!« oder »Dein Freund Peter ist doch letztes Jahr gestorben« ist eine Antwort, die beruhigt und den Erkrankten zufriedenstellt.

Ob man hier immer strikt bei der Wahrheit bleiben sollte, wird in Selbsthilfegruppen und unter Pflegeprofis kontrovers diskutiert. Hat man jedoch eine passende liebevolle Antwort gefunden, kann man sie so lange immer wieder nutzen, bis das Thema erledigt ist. Dafür muss man allerdings das eigentliche Anliegen eventuell erraten können – der Kranke formuliert es ja selten direkt.

Wo bekomme ich Hilfe?

Ärzte können wenig tun. Ideen, die helfen, das eigentliche Anliegen zu ergründen, kommen eher von anderen Angehörigen. Nützlich sind Gespräche in Selbsthilfegruppen oder mit erfahrenen Pflegekräften. Es sollte nie vergessen werden: Der Verstand geht vielleicht verloren, das Herz bleibt erhalten.

ÜBERSTEIGERTES BEDÜRFNIS NACH NÄHE

Verunsicherte Kranke klammern sich an den Pflegenden, laufen ständig hinter ihm her, lassen ihm keine Ruhe. Dieses sogenannte Attachment-Verhalten zeigt sich auch, wenn jemand beständig um Hilfe bittet oder den anderen nicht gehen lassen möchte.

Was steckt dahinter?

Die Betroffenen suchen eine verlässliche Bindung an die Menschen, die ihnen nahestehen. Sie können ihre Bedürfnisse verbal nicht mehr ausdrücken und zeigen ihren Wunsch nach Nähe körperlich. Pflegende reagieren darauf oft mit Abwehr, weil sie sich eingeengt und bedrängt fühlen. Das verunsichert die Kranken zusätzlich.

Was kann ich selbst tun?

Möglichst oft am Tag kleine Zeichen der Zuneigung aussenden, also den Pflegebedürftigen quasi im Vorübergehen streicheln, anlächeln und loben. Solche einfühlsamen kurzen Kontakte schenken ihm das, was er am dringendsten braucht: ein Gefühl von Zugehörigkeit, Geborgenheit und Sicherheit. Kleine Gesten, eine anerkennende Bemerkung, die vertraute Art der Begrüßung und eine sanfte Berührung helfen oft, das Klammerverhalten zu lockern oder sogar ganz aufzulösen. Wenn man sich verabschieden muss, statt: »Tschüss, ich geh jetzt!« lieber sagen: »Bin gleich wieder bei dir«. So oft wie möglich im Blickfeld bleiben, den Angehörigen bei Arbeiten einbeziehen, ihm Aufgaben geben, die er bewältigen kann, oder ihn zuschauen lassen.

Wo bekomme ich Hilfe?

Profipfleger haben mit sogenannten Übergangsobjekten gute Erfahrungen gemacht. Gemeint sind beispielsweise Kuscheltiere oder Puppen für die Pflegebedürftigen. In späten Stadien der Krankheit adoptieren sie diese Objekte gewissermaßen, hegen und betreuen sie. Es wurde auch schon beobachtet, dass Männer größere Puppen als Ersatz für eine Partnerin annehmen.

BESCHIMPFUNGEN UND ANGRIFFE

Auch wenn Aggressionen keineswegs zu den typischen Kennzeichen der Erkrankung zählen, so kommen sie doch vor. Dann treten manche zum Beispiel jähzornig gegen Schränke oder trommeln mit den Fäusten gegen Tische und Wände. Oder sie fegen aus dem Nichts heraus das Essen vom Tisch, schimpfen unflätig oder schlagen sogar nach dem Pflegenden. Beschwichtigungen helfen nicht.

Was steckt dahinter?

In frühen Stadien erleben Betroffene durch ihre nachlassenden Fähigkeiten täglich oder gar stündlich Misserfolge. Wird jemand darauf auch noch hingewiesen – nach dem Motto »Hast du schon wieder …?«, »Kannst du nicht endlich mal …?« –, fühlt er sich nutzlos und schwach. Für einen vergesslichen Menschen sind Rügen besonders verletzend, denn er kann ja nichts dafür, dass sein Kopf nicht mehr so perfekt funktioniert. Auch gut gemeinte Belehrungen sind deshalb Gift. Sie können einen Betroffenen so sehr verletzen, dass er buchstäblich ausrastet. Wie heftig solche Wutausbrüche ausfallen, ist eine Frage von Temperament und Tagesform.

In späten Stadien verursachen oftmals falsche Medikamente das Problem. So verrückt es klingt: Es sind vor allem Beruhigungsmittel, die angriffslustig stimmen können. Weitere Ursachen sind körperliche Schmerzen oder intensiver Juckreiz! Experten gehen davon aus, dass viele Kranke nicht sagen können, wie sehr sie leiden. In ihrer Not reagieren sie dann aggressiv.

In jedem Stadium kann auch Bewegungsmangel aggressives Verhalten auslösen. Wer es gewohnt ist, sich viel draußen zu bewegen, fühlt sich eingesperrt, wenn Spaziergänge oder sportliche Aktivitäten ausbleiben, und er wird darüber wütend. Wer ans Bett gefesselt ist, reagiert verzweifelt, wenn gar keine Bewegung mehr möglich ist.

Was kann ich selbst tun?

Erste Hilfe: Ruhig und freundlich bleiben, selbst wenn es schwerfällt. Nicht widersprechen, nicht laut werden, den Angehörigen nicht festhalten. Dafür sorgen, dass sich die Situation nicht hochschaukelt. Auf die Gefühle eingehen, zum Beispiel so: »Du bist jetzt aber richtig wütend! Das kann ich verstehen.« So ein Satz klingt banal, hilft aber oft verblüffend gut. Manchmal muss man auch Grenzen setzen und sagen: »Ich will nicht, dass du nach mir schlägst! Das tut mir weh!« Dabei durch die Körpersprache deutlich machen, was man ausdrücken möchte. Also etwa die Hände abwehrend erheben und ein entsprechendes Gesicht ziehen.

Möglicherweise wird dem Pflegenden die Situation sogar brenzlig. Dann geht die eigene Sicherheit vor. Also den Raum verlassen und Hilfe holen. In jedem Fall aber die Ursache für den Unmut suchen und dabei auch Schmerzen ausschließen (ab Seite 85). Dafür eventuell notieren, in welchen Situationen es zu aggressivem Verhalten kommt. Fühlt sich der Kranke zum Beispiel beim Waschen durch einen Pflegedienst in seiner Intimsphäre verletzt, kann er empört reagieren (ab Seite 104).

Sind die Ursachen behoben, nie auf alte Ausfälle und Streit zurückkommen, nach einem solchen Ereignis das Gespräch auf etwas Positives lenken.

Wo bekomme ich Hilfe?

Bei einem guten Arzt! Zuerst die Medikation überprüfen (ab Seite 89). Dann abklären, ob der Angehörige unter dauerhaften Schmerzen leidet, etwa durch Rheuma oder Arthritis. Trat das angriffslustige Verhalten ganz plötzlich auf, kann eine schmerzhafte akute Erkrankung, zum Beispiel ein Harnwegsinfekt, dahinterstecken.

Bei heftigen Ausfällen ruhig das Notfalltelefon (Seite 164) nutzen. Sich mit einer Pflegefachkraft zum Beispiel vom Pflegestützpunkt beraten, was zu tun ist. Oft sehr gut:

Einen Ergotherapeuten oder einen Physiotherapeuten hinzuziehen. Für mehr Bewegung gemeinsam mit diesen Fachleuten nach einem guten Trainingskonzept suchen. Oder eine (ehrenamtliche) Begleitung für Spaziergänge besorgen.

VERDÄCHTIGUNGEN UND MISSTRAUEN

Böse Worte oder Anschuldigungen sind ein Schock für alle, die sich liebevoll um ihre Angehörigen kümmern: Da bezichtigt beispielsweise der oder die Kranke die Tochter unter Beschimpfungen, das Sparbuch oder den Schmuck entwendet zu haben, oder sagt sogar: »Ihr wollt mich vergiften!« Oft werden ausgerechnet diejenigen, die den Kranken am nächsten stehen, am meisten verdächtigt. Angehörige, die nur selten kommen, sind dem Misstrauen dagegen weniger ausgesetzt.

Was steckt dahinter?

Der Kranke weiß um seine Verletzlichkeit, er hat deswegen oft einfach Angst, man könne ihm etwas wegnehmen oder ihm Schlimmes antun. Solche Verhaltensweisen zeigen natürlich insbesondere Menschen, die schon immer dachten: »Die Welt ist schlecht und die Menschen sind böse.«

HILFE HOLEN BEIM ERGOTHERAPEUTEN!

Die Möglichkeiten der Ergotherapie sind so vielseitig wie die Menschen und ihre Einschränkungen. Ihre Hauptaufgabe liegt darin, dem Klienten ein hohes Maß an Selbstständigkeit zu ermöglichen und Pflegende zu beraten. Ergotherapeuten können auch auf herausforderndes Verhalten mildernd einwirken. Dabei setzen sie auf Aktivitäten, die der Demenzkranke derzeit noch gern durchführt.

- Im fortgeschrittenen Stadium fördert und erhält ein Ergotherapeut die Körperwahrnehmung, damit der Erkrankte sich möglichst lange selbst spüren kann.
- Die therapeutische Arbeit hilft auch, gegen Stürze, Muskelverspannungen und steife Gelenke aktiv vorzubeugen (Kontrakturprophylaxe).
- Außerdem ist es manchmal möglich, durch rhythmisches Sprechen die Sprachfähigkeit anzuregen, Aufmerksamkeit und Konzentrationsfähigkeit zu verbessern.
- In vielen Fällen kann Ergotherapie Unruhe mildern, Ängste und Verhaltensstörungen positiv beeinflussen sowie die Aufmerksamkeit und die Konzentrationsfähigkeit des Erkrankten erneut anregen.
- Insgesamt wird der an Demenz Erkrankte durch Ergotherapie ausgeglichener und umgänglicher, weil er sich wieder wohler fühlt.

Fürchtet der Angehörige, dass jemand sein Essen vergiftet, könnte es sich um eine Wahnvorstellung handeln. Oder aber auch um reale Nebenwirkungen von Medikamenten, die der Kranke verschrieben bekommen hat. Falsch dosierte oder falsch verwendete Arzneimittel können zu Komplikationen führen, die der Pflegebedürftige zu Recht für eine Vergiftung hält.

Was kann ich selbst tun?

Sich über Anschuldigungen nicht aufregen. In der Situation mitspielen, aber nichts persönlich nehmen. Bloß nicht in Debatten einsteigen! Auch nicht versuchen, die Anschuldigung abzuwehren oder über die wahren Hintergründe aufzuklären. Das ist sicher leichter gesagt als getan, aber wenn man sich klarmacht, dass allein das kranke Hirn solche Verdächtigungen erzeugt, wird es einfacher. Dann bekommt man eine innere Distanz zu dem Phänomen.

Trotz der nicht nachvollziehbaren Anschuldigungen sollte man versuchen, den erkrankten Menschen in seiner Angst ernst zu nehmen. Also auf seine Sorgen eingehen und Abhilfe versprechen. Falls immer wieder Schlüssel verschwinden, Nachschlüssel machen. Von wichtigen Dokumenten frühzeitig Kopien ziehen.

Vermisst der Vergessliche wertvolle Sachen, beim Suchen helfen. Wenn man sie gemeinsam findet, entspannt sich die Lage. Verschwindet immer wieder die Handtasche, die Geldbörse oder die Brieftasche, kann ein GPS-Chip sinnvoll sein. Diese modernen Tracker sind nur noch so groß wie eine Münze und kosten nicht mehr die Welt. Sie können an regelmäßig vermissten Sachen befestigt werden und helfen, sie wiederzufinden, indem sie ein Signal an das Smartphone des Pflegenden geben.

Wo bekomme ich Hilfe?

Das Phänomen ist bei demenzerfahrenen Ärzten, in der professionellen Pflegeberatung und in Selbsthilfegruppen wohlbekannt. Es muss einem also nicht peinlich sein zu erzählen, dass einen der eigene Partner, der Vater oder die Mutter aufs Übelste verdächtigt. Wichtig ist die Abgrenzung zu echtem Wahn, denn in einem solchen Fall kann nur ein Psychiater von Nutzen sein. Dem Pflegenden helfen oft Kurse, die sich mit Validation beschäftigen. Durch diese Methode lernt man den leichteren und positiven Umgang mit vergesslichen Menschen und kann üben, heikle Situationen durch kleine Maßnahmen und eine wertschätzende Haltung zu entschärfen.

HALLUZINATIONEN

Menschen, deren Gehirnleistung immer mehr nachlässt, erleben oft Störungen ihrer Wahrnehmung und ihrer sinnlichen Eindrücke. Sie halluzinieren und sehen Dinge oder hören Geräusche, die es gar nicht gibt. Häufig sehen sie auch nicht vorhandene Menschen oder kleine Lebewesen wie etwa Fliegen, Ameisen, Mäuse, Käfer oder Spinnen.

Was steckt dahinter?

Sind vergessliche Menschen zu viel allein, führen Isolation und Monotonie dazu, dass der Betroffene kaum noch Informationen von außen aufnimmt. Der Speicher im Gehirn sendet dann anstelle neuer Erlebnisse alte, früher aufgenommene Bilder. Das Gehirn kann nicht mehr unterscheiden, ob die Bilder tatsächlich existieren, also ob es sich um frisch Erlebtes handelt oder um Erinnerungen aus dem Speicher.

Auch äußere Reize können die Halluzinationen auslösen, beispielsweise dunkle Ecken in der Wohnung oder Spiegelungen am Fenster. Weitere mögliche Auslöser: Nebenwirkungen von Medikamenten, zu viel Alkohol oder ein unbemerkter Schlaganfall.

Was kann ich selbst tun?

Wenn ein Mensch halluziniert und keine konkreten Gründe infrage kommen, braucht er wahrscheinlich einfach mehr Zuwendung. Das Gehirn desjenigen lechzt nach Anregung – es will arbeiten! Deshalb nicht versuchen, den zu Pflegenden davon zu überzeugen, dass die Dinge, die er sieht, nicht existieren, sondern lieber für bessere Betreuung mit mehr Abwechslung und liebevoller Zuwendung sorgen.

Es hilft, sich immer neu zu sagen: »Seine Wirklichkeit ist nicht meine Wirklichkeit.« Wer den Kranken versteht, kann ihn leichter pflegen.

Wo bekomme ich Hilfe?

Ist das Gefühl von Einsamkeit der Auslöser, hilft eine gute Einrichtung der Tagespflege! Berufstätige haben oft keine andere Wahl, wenn der Pflegebedürftige weiter zu Hause wohnen soll. Auch wenn viele Vergessliche diese Lösung erst einmal ablehnen, tut es ihnen am Ende doch gut, einen oder mehrere Tage pro Woche dort zu verbringen und am Abend in die Familien zurückzukehren. Die regelmäßige Abwechslung fordert sie auf eine gute Weise.

Falls nötig sollte man den Arzt bitten, alle verordneten Medikamente zu überprüfen, ob sie die Ursache der Symptome sein könnten. Leidet der Erkrankte sehr unter seinem Wahn oder fühlen sich die Pflegenden dadurch bedroht, müssen gelegentlich Medikamente (Antipsychotika) eingesetzt werden. Mit diesen Mitteln nur sehr kurz behandeln, engmaschig kontrollieren, wie es dem Kranken damit geht – und möglichst die niedrigste Dosis wählen.

NESTELN, HORTEN UND HERUMZUPFEN

Menschen, die im mittleren bis späten Stadium an einer Demenz erkrankt sind, bewegen sich häufig ungezielt, so als suchten sie nach irgendwelchen Tätigkeiten, die sie aus der Vergangenheit kennen. Sie können nicht ruhig sitzen, bewegen ihre Hände unentwegt, zupfen und nesteln an ihrer Kleidung, tasten herum, schieben Dinge hin und her und kramen immer wieder in Taschen, Schränken oder Schubladen.

Was steckt dahinter?

Es könnte schlicht Langeweile sein. Jeder hat schon einmal erlebt, dass die Zeit nicht vergehen will, weil man nicht genug zu tun hat oder nichts Interessantes erlebt. Langeweile kann eine Qual sein, der ein vergesslicher Mensch mit allen ihm verbliebenen Mitteln entrinnen möchte.

Doch gibt es auch tiefer liegende Gründe. Bewegung und Körperwahrnehmung sind eng verbunden. Kann sich der Angehörige über längere Zeit nur wenig bewegen, verliert er das Gefühl für die Konturen und Strukturen seines Körpers. Das macht natürlich Angst. Deshalb versucht er, sich durch Tasten, Fühlen und Greifen wieder zu orientieren. Funktioniert das Gehirn nicht mehr perfekt, übernehmen die Hände eine wichtige Rolle, sie helfen, den eigenen Körper besser wahrzunehmen. Durch Herumtasten und kleine Bewegungen versuchen Kranke, ihre Situation zu verbessern.

Was kann ich selbst tun?

Kleine angeleitete Übungen und Berührungen verbessern für den Betroffenen die Orientierung im Raum und im eigenen Körper. Selbst kurze Umarmungen und die unkomplizierte körperliche Nähe im Alltag (wie zum Beispiel beim Haarekämmen, beim Pflegen der Hände und Füße) können helfen, das auffällige Verhalten zu mildern. Auch kleine Wohlfühlmassagen beispielsweise an Rücken, Füßen oder Händen verbessern das Körpergefühl.

Manchmal hilft es, dem Kranken vertraute Gegenstände zum »Aufräumen« und Kramen zu geben. Für ein besseres Körpergefühl taugen auch Sachen zum Tasten, die sich sehr unterschiedlich anfühlen, also rau, glatt, pelzig, weich, gummiartig oder anderes. Für Frauen haben sich sogenannte Nesteldecken bewährt. Sie bestehen aus unterschiedlichen Stoffen und Materialien, verfügen über Schlaufen und Eingriffsöffnungen, die beim Hineingreifen sensorische Reize bieten. Männer sind oft glücklicher, wenn man Materialien aus dem Baumarkt auswählt, an denen sie sich nicht verletzen können. Ähnlich wirken Plastikbälle mit Noppen, Schwämme, Bürsten, Säckchen mit Granulat, Körnern oder Kirschkernen. Der Kranke kann sie buchstäblich begreifen. Auch Spielzeuge wie etwa Bälle, Steckspiele oder Autos können die Lust auf noch mögliche Bewegungen unterstützen.

Wo bekomme ich Hilfe?

Bei demenzerfahrenen Ergotherapeuten und bei Physiotherapeuten. Den Hausarzt dafür um eine Verordnung (Rezept) bitten. Es geht um den »Erhalt und die Förderung der Körperwahrnehmung«, wie es in der Heilmittelverordnung, 5. Sozialgesetzbuch, heißt. Ergotherapeuten helfen, Unruhe abzubauen. Mit ihren Methoden können sie auch Ängste und Verhaltensstörungen positiv beeinflussen. Physiotherapeuten dagegen fördern Bewegung und Beweglichkeit. Die gesetzlichen und die meisten privaten Krankenversicherungen übernehmen die Kosten. Oft sind jedoch Zuzahlungen nötig.

RASTLOSIGKEIT UND HERUMWANDERN

Im Verlauf vieler Demenzerkrankungen zeigen sich Phasen von Unruhe und Nervosität. Der Pflegebedürftige will dann unbedingt loslaufen. Oft befindet er sich auf der Suche nach einem Ziel, das
nicht mehr existiert, zum Beispiel ein ehemaliger Wohnort oder ein verstorbenes Familienmitglied.
Einige Erkrankte entwickeln auch einen ungezielten Bewegungsdrang. Sie laufen bis zur Ermüdung
– einfach irgendwohin – und verlieren auf diesen Touren leicht die Orientierung.

Was steckt dahinter?

Manchmal ist es einfach der Wunsch nach Bewegung an frischer Luft und die Lust,
wieder einmal etwas zu erleben. Wird ein Mensch, der gern weite Strecken zu Fuß
geht, daran gehindert, führt das zu enormer Anspannung. Wer sich dagegen körperlich auspowert, fühlt sich hinterher entspannt und locker. Außerdem verbessert Bewegung nachgewiesenermaßen die Denkleistung und hält Depressionen in Schach.
Nervenbotenstoffe spielen dabei eine zentrale Rolle. Produziert das Gehirn sehr viel
von einem bestimmten Wachstumsfaktor (BDNF, Brain-derived neurotrophic fac-
tor), schreitet der geistige Abbau langsamer voran. Ursprünglich dachte man, nur das
Gehirn produziere den Botenstoff, doch auch Muskeln sind dazu in der Lage. Körperliche Anstrengung hebt daher den Spiegel.

Studien ergaben, dass BDNF-Werte bei Alzheimerpatienten besonders niedrig sind.
Der geistige Abbau geschah jedoch umso langsamer, je mehr BDNF die Wissenschaft-
ler nachweisen konnten. Vielleicht haben Betroffene, die hyperaktiv und immer in
Bewegung sind, diesen Weg bereits für sich entdeckt und nutzen ihn womöglich intuitiv zur Milderung ihrer Symptome. Schränkt man ihren Bewegungsdrang ein, kann
das durchaus ein Auslöser für aggressives Verhalten sein.

Was kann ich selbst tun?

Mehr Sport und Bewegung ermöglichen, vor allem bei Tageslicht und an frischer Luft.
Den Kranken in seinem Bewegungsdrang nicht einschränken, ihn also möglichst

FREIHEIT ODER SICHERHEIT? EIN DILEMMA!

Unruhige Kranke, die pausenlos unterwegs sind, bringen Pflegende manchmal in schwierige
Situationen. Entweder müssen sie den Kranken immerzu »bewachen« oder in Kauf nehmen,
dass er sich oder andere gefährdet. Häufig werden Ärzte dann nach beruhigenden Medika-
menten gefragt. Doch solche Mittel sind für Menschen, die an Demenz erkrankt sind, im
Prinzip verboten. Der Gesetzgeber erlaubt sie nur für einen kurzen Zeitraum, wenn sie zum
Wohl der Betroffenen unbedingt notwendig sind.

gehen lassen, wohin er will (ab Seite 132). Er hat schließlich das Recht, ein selbstbestimmtes Leben zu führen. Ihn einsperren und die Türen abschließen ist deshalb mehr als problematisch.

In der Regel reicht es aus, die Nachbarschaft über die Erkrankung zu informieren, damit jemand, falls nötig, den Pflegebedürftigen nach Hause begleiten kann. Zusätzlich Adresskarten in die Taschen der Oberbekleidung stecken oder ein beschriftetes SOS-Armband oder Notfallarmband besorgen (Internet), aus dem Rettungspersonal, Polizei oder Ärzte wichtige Informationen entnehmen können. Auch zeitgemäße GPS-Systeme, sogenannte Tracker, helfen, den Angehörigen wiederzufinden, falls er sich verlaufen hat (ab Seite 132).

Immer gut: An alte Sportarten anknüpfen, die derjenige vielleicht früher gut beherrscht hat. Weil der Botenstoff BDNF den Abbau im Gehirn bremst, kann regelmäßiges Muskeltraining den Erkrankten erheblich mehr nützen, als bisher bekannt war. In jedem Fall bessert sich die Stimmung und derjenige wird ruhiger. Wenn nötig, das Bewegungsbedürfnis auf ungefährliche Sportarten umlenken. Zum Beispiel Muskeltraining mit elastischen Bändern, Rudern oder Radeln auf einem Standgerät zu Hause oder in einem Studio. Auch manchmal gut: Das Radio auf einen Tanzmusiksender einstellen und den Angehörigen zum Tanzen anregen oder mit ihm tanzen.

Wo bekomme ich Hilfe?

Unruhe und Angstzustände lassen sich mit Arzneimitteln selten lindern. Trotzdem werden noch immer Medikamente eingesetzt, um die Ruhelosigkeit zu dämpfen. Doch diese Mittel können zum Teil schwere Nebenwirkungen haben. Sie sollten nur von fachlich qualifizierten Ärzten mit Bedacht und möglichst zeitlich befristet gegeben werden, wenn andere Maßnahmen erfolglos bleiben. Bei besonders unruhigen Menschen fachlichen Rat bei einem demenzerfahrenen Neurologen einholen.

Besser wirkt im allgemeinen Bewegung. Regionale Sportvereine bieten oft speziellen Demenzsport an. Auch Fitnessstudios haben die ältere Kundschaft im Blick. Am bestens ist – so lange wie möglich – die Teilnahme an normalen Sportgruppen. Der Trainer sollte dann diskret über die Demenzerkrankung informiert werden, damit er den Kranken nicht überfordert.

NÄCHTLICHE UNRUHE

Wenn die Nacht zum Tage wird, wird die Pflege mehr als anstrengend. War der Betroffene nachts unruhig und ist oft aufgestanden, fühlt er sich natürlich am folgenden Tag müde. Pflegende sind nach einer gestörten Nachtruhe froh, wenn der Erkrankte tagsüber mehr schläft, denn dann können auch sie sich ausruhen. Leider entpuppt sich das oft als Teufelskreis. Denn dann ist er am Abend und in der nächsten Nacht wieder viel zu ausgeruht, wird richtig aktiv und kommt nicht zum Schlafen. So geht das Spiel endlos weiter – und am Ende sind beide Seiten übermüdet und zermürbt.

Was steckt dahinter?

In allen Zellen des Körpers ticken biologische Uhren und eine zentrale Uhr im Gehirn gibt den wesentlichen Takt vor, nach dem wir leben. Die Regulation der zeitlichen Abläufe kann durch den Abbau im Gehirn empfindlich gestört werden. Wahrscheinlich tragen aber vor allem die Lebensumstände zur nächtlichen Unruhe bei. Pflegebedürftige, die sich nur in geschlossenen Räumen aufhalten, bekommen viel zu wenig Licht. Bewegen sie sich draußen, halten sie oft den Kopf gesenkt und wenden den Blick kaum je zum hellen Himmel.

Dabei ist es das Sonnenlicht, das Licht des Himmels, das über einen Sensor in den Augen unsere inneren Uhren immer aufs Neue einstellt und reguliert. Die übliche Zimmerbeleuchtung genügt nicht als Zeitgeber, sie hat gegenüber dem natürlichen Tageslicht nur ein stark eingeschränktes Frequenzspektrum, das die entsprechenden Sensoren nicht aktiv werden lässt.

Wer morgens vom Bett in den Sessel geht und abends wieder zurück, dessen Gespür für die Zeit geht verloren. Die inneren Rhythmen, die unsere Zellen und Organe antreiben, verflachen. Und ist der Körper dann abends eigentlich auf Dunkelheit und Ruhe eingestellt, stören künstliche Lichtquellen und bringen das biologische Zeitsystem weiter aus dem Takt.

Was kann ich selbst tun?

Zuallererst gut für sich selbst sorgen. Als Pflegender braucht man nachts seinen Schlaf! Wird die Nachtruhe häufig gestört, wird man irgendwann kräftemäßig kaum noch in der Lage sein, eine gute Pflege zu leisten. Daher zeitnah einen anderen Angehörigen einbeziehen. Und überlegen, ob die Pflege überhaupt noch privat zu leisten ist. Vielleicht einen Übergang in ein Pflegeheim in Betracht ziehen. In der Zwischenzeit für einen streng geregelten Tagesablauf sorgen, mit festen Mahlzeiten und Schlafenszeiten. Tagsüber genug Bewegung einbauen, je nach Zustand des Kranken durch Gartenarbeit, Sport oder Physiotherapie. Den Angehörigen vor allem davon abhalten, tagsüber viel zu dösen. Koffeinhaltigen Kaffee oder Tee nur morgens servieren. Von späten abendlichen oder gar nächtlichen Mahlzeiten absehen.

Helles Dauerlicht in der Nacht vermeiden. Besser sind sanfte Sensorleuchten, die sich erst einschalten, wenn jemand aufsteht, und abschalten, wenn wieder Ruhe einkehrt. Eventuell zur Sicherheit nachts die Haustüren verschließen und Hindernisse aus dem Weg schaffen, damit der Kranke nachts herumgehen kann.

Darauf achten, dass der Pflegebedürftige vormittags oder über Mittag ans Tageslicht kommt. Zur Not reicht eine Viertelstunde dick eingemummelt auf dem Balkon. Besser ist regelmäßige Bewegung draußen, jedoch einen Abstand von mindestens vier Stunden zum Schlafengehen einhalten. Wichtig: Denjenigen draußen ermutigen, in Richtung Himmel zu blicken, vielleicht indem man auf hübsche Wolken oder Wetteränderungen hinweist.

SONNENLICHT NUTZEN

Um die Bildung von Vitamin D zu stimulieren und den Taktgeber der inneren Uhr täglich neu zu stellen, sollte man mit dem Pflegebedürftigen vormittags oder mittags zumindest einen kurzen Spaziergang machen. Wichtig bei kleinen Lichtbädern: Wenn möglich auf Sonnenbrille und Tagescremes mit Lichtschutzfaktor verzichten. Hände, Hals und Dekolleté auch von Kleidung unbedeckt lassen. Dies soll aber natürlich kein Aufruf zu langen ungeschützten Sonnenbädern sein, also in der heißen Jahreszeit unbedingt die üblichen Vorsichtsmaßnahmen beachten.

Das Tageslicht auch in der kühlen Jahreszeit nicht nur an Gesicht und Hände lassen, sondern so oft es geht an den Körper, also zumindest an Arme und Beine. Das gelingt nicht nur im sonnigen Süden. Warm eingepackt kann man in einer geschützten Ecke des Balkons die Sonne genießen, ebenso am weit geöffneten Fenster dort, wo sie mittags hineinscheint.

Wo bekomme ich Hilfe?

Den Arzt bitten, alle verordneten Medikamente auf Nebenwirkungen zu überprüfen, die Unruhe erzeugen. Fragen, ob als leichtes Schlafmittel das körpereigene Schlafhormon Melatonin nützen könnte. Mit Pflegefachleuten beraten, ob eine Nachtpflege angebracht ist und wie sich die Pflegekasse an den Kosten beteiligt.

HEIMWEH NACH DER VERGANGENHEIT

Manchen Menschen geht es wie E.T., dem kleinen Außerirdischen, der von Heimweh geplagt die Nation zu Tränen rührte. Selbst wenn sie seit eh und je in derselben Wohnung sind, äußern sie den Wunsch, nach Hause zurückzukehren. Dann erkennt eine hochbetagte Frau ihr Eigenheim nicht mehr und will »heim zu Mama und Papa«. Pflegende Kinder und Enkel sind oft fassungslos. Fatal wird die Sache, wenn ein vergesslicher Mensch nach vielen Jahren zurück ins elterliche Haus will – und man ihm diesen Wunsch erfüllt. Er wird seine alte Umgebung nicht wiedererkennen, sich total fremd fühlen und unglücklicher sein als zuvor.

Was steckt dahinter?

Wer Heimweh hat, sehnt sich nach dem Vertrauten, nach heiler Welt und Geborgenheit, nach Angekommensein und Schutz. Vergesslichen Menschen geht es ebenso. Sie haben Sehnsucht nach den fröhlichen, unbeschwerten und gesunden Zeiten. Weil sie in ihren Erinnerungen leben, wollen sie dahin zurück, wo die guten Gefühle zu Hause sind. Zurück in die Kindheit.

Was kann ich selbst tun?

Das Anliegen des Angehörigen ernst nehmen und nicht versuchen, ihn mit Sachargumenten davon zu überzeugen, dass er doch schon zu Hause ist. Es tut ihm oft gut, über seine Sehnsucht zu sprechen. Dabei helfen Sätze wie: »Damals hattet ihr viel Platz zum Spielen, nicht wahr?« oder »Deine Eltern haben ja wirklich immer gut für dich gesorgt«. Sie eröffnen so ein Gespräch über das Zuhause in der guten alten Zeit und lassen Raum für Gefühle. Je sensibler man auf Kindheitserinnerungen zu sprechen kommt, desto besser.

Insistierende Fragen vermeiden, lieber kleine Denkanstöße geben und echtes Interesse zeigen. Längere Gesprächspausen sind gut, sie lassen dem Angehörigen Zeit, sich zu erinnern und in Ruhe eigene Worte zu suchen. Selbst wenn derjenige später von dem Gespräch nichts mehr weiß, bleibt ihm das vertraute Gefühl von Geborgenheit. Familienangehörige erfahren in solchen Unterhaltungen übrigens manchmal Dinge, die bisher im Verborgenen lagen.

Wo bekomme ich Hilfe?

In guten Pflegekursen können Angehörige lernen, den gefühlsmäßigen Gehalt der Wünsche und Äußerungen ihres Pflegebedürftigen zu erkennen und liebevoll anzunehmen. In der Sprache der Pflegeexperten heißt das »Validieren«. Entwickelt wurde diese Methode von der US-Amerikanerin Naomi Feil aus verschiedenen psychotherapeutischen Denkansätzen. Die Grundzüge der Validation sind nicht schwer zu erlernen und sehr hilfreich, vor allem für Angehörige, die den Kranken und seine Geschichte gut kennen.

Oft lohnt es auch, sich Tipps von einem guten Pflegedienst zu holen. Pflegefachleute kennen das Problem, denn den Wunsch »nach Hause zu gehen« äußern viele Menschen, die an Demenz erkrankt sind.

ALLES ZU SEINER ZEIT

Mit der Pflege werden Kinder für ihre Eltern zu Eltern. Auf die Frage: »Wer ist das?« antwortet dann eine 80-Jährige mit einem Blick auf ihre 50-jährige Tochter ganz selbstverständlich: »Das ist meine Mutter.« Was zunächst seltsam anmutet, stimmt auf eine gewisse Weise: Das Verhältnis hat sich umgekehrt, jetzt ist es die Tochter, die ihre Mutter beschützt, sie bestärkt und versorgt. Es ist nicht leicht, aber in der Pflegesituation wichtig, dass die Kinder diese neue Rolle annehmen lernen.

HÜRDEN IM ALLTAG

Ob Körperpflege oder Sturzgefahr, Dehydrierung oder Lichtmangel – in der Pflege Demenzkranker gilt es einige typische Hürden zu meistern.

KÖRPERPFLEGE – VON HEIKEL BIS HEITER

Wir alle folgen unserer persönlichen Routine, wenn wir uns morgens waschen, kämmen, die Zähne putzen und uns für den Tag fertig machen. Solche langjährigen Gewohnheiten ihrer Schützlinge berücksichtigen Pflegende am besten so lange, wie es irgendwie möglich ist, denn das ist für beide Seiten gut. Je klarer man bei altbekannten Abläufen bleibt, desto eigenständiger kann sich der Vergessliche im Bad bewegen. Schließlich sind die meisten Handgriffe jahrzehntelang vertraut. Oft reicht eine kleine Erinnerung, um den Ablauf in Gang zu setzen.

Muss irgendwann doch ein Pflegedienst beim Waschen und Anziehen helfen, sind die Wünsche der Angehörigen so gut es geht zu beachten. Je besser das Personal ausgebildet ist, desto weniger Probleme entstehen. Vor allem sollte man versuchen, die Privatsphäre zu erhalten. Oft bevorzugen auch pflegebedürftige Demenzkranke für intime Hilfeleistungen jemanden vom gleichen Geschlecht oder wünschen sich als Helfer eine bestimmte Person.

Tipps für entspannte Rituale

- Das geplante Baden fröhlich ankündigen, sich Zeit nehmen und dafür sorgen, dass der Raum warm genug ist. Die Gelegenheit zum Plaudern nutzen. Solange der Pflegebedürftige den Stuhl halten kann, reicht das Großreinemachen einmal pro Woche.
- Den Kranken in alle Entscheidungen rund ums Waschen einbeziehen. Zum Beispiel fragen, ob er ein Bad oder eine Dusche vorzieht, flüssige oder feste Seife, Waschlappen oder Schwamm. Es ist einfacher, wenn jeweils nur zwei Optionen zur Verfügung stehen und derjenige auf das zeigen kann, was ihm besser gefällt.

- Eine gute Vorbereitung hilft, Stress zu vermeiden. Also bevor man startet sicherstellen, dass alles, was man braucht, auch zur Hand ist. Die Sache so angenehm wie möglich gestalten. Gut riechende Bademittel, weiche Handtücher und entspannende Düfte im Raum machen Reinigungsrituale komfortabel.
- Vertraute Toilettenartikel und farbige Handtücher, die sich von der Wand abheben, verwenden. Drum herum alles wegräumen, was unnötig ist und den Pflegebedürftigen eher verunsichern oder vom Wesentlichen ablenken könnte.
- Immer loben und ermutigen. Über Dinge, die schieflaufen, einfach hinwegsehen und gar nicht darauf eingehen.
- Nicht zu viel auf einmal verlangen. Erscheint der Angehörige überfordert oder verwirrt, kann es helfen, eine Pause zu machen oder den Ablauf in mehrere Schritte aufzuteilen. Das kann heißen, erst nur den Oberkörper zu waschen, dann eine Pause einzulegen und danach den Rest des Körpers zu reinigen.
- Wenn nötig, immer den nächsten Schritt taktvoll ins Gedächtnis rufen. Zur Erinnerung zum Beispiel die Seife reichen oder ein Handtuch, wenn derjenige sich abtrocknen sollte.
- Solange es ihm möglich ist, sollte sich der Pflegebedürftige den Intimbereich selbst waschen. Mit Schwierigkeiten oder Ungeschicklichkeit auch dabei humorvoll und möglichst locker umgehen, das kann beiden Seiten helfen, mit der Situation besser zurechtzukommen.
- Flexibel bleiben. Je nach der Stimmung des Kranken und der Schwere der Demenz unterschiedliche Herangehensweisen ausprobieren. Wenn der Betreute die Körperpflege ablehnt oder sich schwer damit tut, hilft es dem Pflegenden oft, sich vorzustellen, wie man selbst sich in dieser Situation fühlen würde. Es sind manchmal Kleinigkeiten, die den Kranken stören.
- Darauf achten, das sich derjenige gründlich abtrocknet, vor allem in den Hautfalten. Sonst könnten im ungünstigsten Fall nässende Entzündungen oder Pilzerkrankungen entstehen. Bei empfindlicher Altershaut mit dem Handtuch nur tupfen, nicht reiben. Zum Schutz vor Ekzemen eventuell eine trockene Mullkompresse in die empfindliche Hautfalte legen.
- Je älter wir werden, desto trockener wird leider die Haut. Deshalb eine schnell einziehende Pflegecreme oder Lotion für den Körper verwenden. Gereizte juckende Haut nach dem Bad kann so nervös und wütend machen, dass der Kranke daraufhin die Körperpflege ablehnt.
- Das Bad bietet eine gute Gelegenheit, nach geröteten oder wunden Stellen am Körper zu schauen. Gegebenenfalls mit dem Hausarzt sprechen, was dagegen zu tun ist.
- Wenn alles Erforderliche erledigt ist, sollte Zeit für Komplimente und ein Verwöhnprogramm sein. Das könnte heißen: Haare stylen, Nägel maniküren, Parfüm oder Aftershave anbieten, frische Kleidung reichen. Das hebt das Selbstwertgefühl und verbindet die Reinigungsprozedur mit guten Gefühlen.

Nicht immer einfach

Wenn man jemandem beim Waschen hilft, dringt man tief in seine Intimsphäre ein. Gefühlsmäßig kann das für beide Seiten manchmal belastend sein.

- Vielen ist es peinlich, sich in Gegenwart anderer auszuziehen. Dann hilft es, nur den Teil ihres Körpers zu entblößen, der gerade gewaschen werden soll, und den Rest bedeckt zu halten.
- Einige kommen mit der Körperpflege an sich zwar gut allein zurecht, werden aber ängstlich, wenn man sie zu lange im Bad allein lässt. Dann bleibt man besser bei ihnen und unterhält sich mit ihnen, während sie sich waschen.
- Falls tiefes Badewasser dem Kranken Angst macht, nur wenig einfüllen oder einen Badesitz verwenden.
- Die Wassertemperatur überprüfen, um Verbrühungen zu verhindern.

- Prasselt das Wasser aus der Dusche von oben auf den Kopf, kann es einen verwirrten Menschen sehr erschrecken. Dann lieber eine Handbrause mit einem sanften Strahl verwenden.
- Inkontinenz ist ein heikles Thema. Passiert beim Baden ein Malheur, schämen sich die Betroffenen meistens sehr. Am besten macht man dann von der Sache wenig Aufhebens und beruhigt mit einem Satz wie etwa: »Kann doch jedem passieren, das kriegen wir schnell wieder weg.« Fast immer hilft eine freundlich-sachliche Art, die Schamgefühle in Wohlgefallen aufzulösen. Wer kann, überwindet die peinliche Situation mit Humor.

MEHR LICHT BITTE

Natürliches Tageslicht ist für uns Menschen so wichtig wie Essen und Trinken. Über Millionen von Jahren hatten unsere Vorfahren nachts undurchdringliche Dunkelheit um sich herum und tagsüber nur das Licht der Sonne. Dieser Unterschied zwischen Hell und Dunkel ist das Uhrwerk unseres Lebens. Die Hauptrolle spielt das schlaffördernde Hormon Melatonin. Wenn es dunkel wird, produziert eine Drüse im Gehirn genug davon, um uns ins Reich der Träume zu schicken. Vor dem Sonnenaufgang sinkt der Spiegel des Botenstoffs wieder. Fällt das Tageslicht auf den empfindlichen Sensor in unseren Augen, werden wir wieder munter. So sollte es sein!

Pflegebedürftige, die in geschlossenen Räumen zu Hause hocken, bekommen jedoch fast immer zu wenig Tageslicht. So gerät ihre innere Uhr leicht aus dem Takt, das Gehirn fabriziert tagsüber zu viel vom Schlafhormon Melatonin. Vergessliche Menschen reagieren darauf mit gedrückter Stimmung, sie verlieren ihren Tag-Nacht-Rhythmus, schlafen tagsüber und geistern nachts schlaflos herum.

Gelangt zu wenig Licht an die Haut, schwinden auch die Vitamin-D-Bestände. Das sogenannte Sonnenhormon kommt in der Nahrung nur sehr beschränkt vor, unsere Haut stellt es unter UV-Einwirkung her – vorausgesetzt, wir schaffen es, die wohltuenden Strahlen an unbekleidete Stellen zu lassen. Also regelmäßig rausgehen!

Zur Sicherheit im Bad

- Auf die eigene Gesundheit achten und den Rücken nicht überlasten. Mit einem Ergotherapeuten besprechen, welche Hilfsgeräte nützlich sind.
- Den Schlüssel der Badezimmertür entfernen oder prüfen, ob sich das Schloss von außen öffnen lässt. Sonst kann sich der Betreute versehentlich einsperren und in Panik geraten.
- Störungen und Ablenkungen vermeiden, damit man den Pflegebedürftigen nicht allein lassen muss.
- Aufpassen, dass der Fußboden nicht glitschig wird. Rutschfeste Matten auslegen.

NUR NICHT HINFALLEN: STURZPRÄVENTION

Fachleute schätzen, dass infolge von Stürzen jährlich rund 250 000 Knochenbrüche in Krankenhäusern behandelt werden. Ältere Menschen stürzen dabei sehr viel leichter als junge. Denn wenn die Kräfte nachlassen, steht man unsicherer auf den Beinen. Das Risiko zu fallen steigt, wenn die Koordination der Muskeln schwindet, wenn der Gleichgewichtssinn durch den geistigen Abbau gestört ist – und natürlich wenn gefährliche Stellen im Haushalt lauern.

Als Pflegender holt man sich am besten den Rat verschiedener Fachrichtungen. Vier Anlaufstellen können bedeutsam sein:

Ergotherapeuten kommen auf eine ärztliche Verschreibung hin auch ins Haus und prüfen das Umfeld des Kranken im Hinblick auf seine Fähigkeiten.

Physiotherapie kann helfen, die körperliche Fitness und die Koordination des Pflegebedürftigen zu stärken.

Der Arzt kontrolliert den Medikationsplan (siehe Seite 91) und schaut, ob Neben- oder Wechselwirkungen der verordneten Mittel Schwindel auslösen könnten. Riskant sind unter anderem Beruhigungsmittel und bestimmte Blutdrucksenker.

Augenarzt oder Optiker prüfen die Sehschärfe. Denn wer schlecht sieht, erkennt Hindernisse zu spät.

Kleiner Fitnesstest

Von einem Stuhl aufstehen, ohne dabei die Arme zu benutzen. Wenn das Probleme macht, braucht der Pflegebedürftige mehr Kraft und Koordination. Beim Training helfen Physiotherapeuten, Demenzsportgruppen und Sportvereine.

Risiken minimieren

Wichtig ist es, sich genau anzuschauen, wo die Hauptrisiken lauern. Denn es reicht meistens nicht, einfach den Teppich rutschfest zu machen. Oft stellt der alte lange gewohnte Bodenbelag für den Betroffenen im täglichen Leben außerdem überhaupt kein Problem dar. Pflegefachleute und Ergotherapeuten sehen bei einem Hausbesuch vielleicht ganz andere Fallstricke. Sie schauen sich zum Beispiel an, wie der Betroffene beim Aufstehen und Hinlegen oder beim Aufheben eines Gegenstandes zurechtkommt. Wichtig ist auch der Zustand von Treppen und Türen, die Ausstattung von Toilette und Badezimmer sowie Terrasse und Garten. Je nach Krankengeschichte prüfen Ergotherapeuten auch die vorhandenen Hilfsmittel wie etwa Rollator, Stock oder andere Gehhilfen auf ihre Alltagstauglichkeit. Weil sie die gesamte Wohnumgebung sehen, erkennen sie, wie der Bewohner mit seinen persönlichen Gewohnheiten und individuellen Fähigkeiten in seiner Wohnung zurechtkommt. Sie raten, welche Maßnahmen nötig sind, und wissen auch, welche Hilfsmittel wirklich nützen und wo man sie bekommt.

Kurse besuchen

Wer einmal schwer gefallen ist, fürchtet sich vielleicht fortan, geht in den Schonmodus und wird dadurch immer unbeweglicher. Kurse zur Sturzprävention gibt es fast überall. Einfach bei der Gemeinde oder dem regionalen Sportverein nachfragen. Im Kurs werden die Fähigkeiten in einer Gruppe trainiert, beispielsweise mit Bewegungsspielen. Das macht Spaß, stärkt das Selbstvertrauen und gibt mehr Sicherheit. Bei Hochbetagten können auch Hüftschutzhosen mit waschbaren elastischen Weichschaumpolstern Sicherheit vermitteln. Denn sie verringern die Folgen, wenn jemand trotz aller Vorsicht hinfällt. Vor allem das Risiko eines Oberschenkel-

halsbruchs sinkt durch die Protektoren. Trotzdem gilt: Die Pflegebedürftigen von gefährlichen Tätigkeiten abhalten. Auf Leitern steigen zum Gardinenabnehmen ist keine Aufgabe für sie.

Gute Nachtlichter

Auch Beleuchtungssysteme bieten Schutz vor einem Sturz. Gehen etwa Lichter beim Betreten des Raumes oder Beginn der Dämmerung automatisch an, ist schon viel gewonnen. Praktisch sind Systeme, die nachts eine dezente Beleuchtung im Flur zwischen Schlafzimmer und WC garantieren. Ideal sind kleine Lichtquellen, die nicht blenden und nicht zu sehr aufwecken.

TROCKENER MUND

Herzmedikamente, Schmerzmittel, Blutdrucksenker und Antibiotika können die Speichelproduktion eindämmen. Menschen

TECHNIK SCHÜTZT

In späten Stadien der Erkrankung brauchen Menschen auch nachts oft Hilfe, etwa wenn sie zur Toilette müssen. Hilfreich sind Sensormatten vor dem Bett. Sie registrieren, wenn jemand darauftritt und alarmieren dann den Betreuer. Je nach Produkt geht der Alarm direkt von der Matte aus oder wird aufs Smartphone des Pflegenden übermittelt. Manche Modelle helfen auch, Stürze zu vermeiden, indem sie eine Beleuchtung einschalten und dadurch die Orientierung im Dunkeln erleichtern. Verlässt der Pflegebedürftige das Bett, geht sofort das Licht an. Sensoren können auch direkt im Bett erkennen, wenn eine Person aufsteht. Sie schalten entweder eine Lichtquelle an oder sie senden einen Alarm an den Betreuer. Diese Bettsensoren legt man unter das Laken oder die Matratze. Der Pflegende aktiviert sie, nachdem sich der Pflegebedürftige ins Bett gelegt hat. Bei manchen Modellen schaltet sich die Alarmfunktion auch zu vorprogrammierten Zeiten von selbst ein.

mit Demenz bekommen manchmal zusätzlich Mittel gegen Depressionen, gegen Wahnvorstellungen (Antipsychotika) und zur Beruhigung verschrieben. Auch diese Medikamente können als eine der unerwünschten Nebenwirkungen den Mund austrocknen. Das ist für die Betroffenen extrem unangenehm – und es ist keineswegs nur eine kleine Unpässlichkeit. Wenn Pflegebedürftige richtig grantig werden, kann die ausgedörrte Schleimhaut im Mund eine Ursache sein, der man nachgehen sollte.

Ohne Spucke geht vieles nicht mehr wie geschmiert. Bleibt sie einem weg, kann man weder gut schmecken noch problemlos schlucken. Ein Mangel an Speichel erhöht außerdem das Risiko von Zahnerkrankungen, auch von Problemen mit dem Zahnersatz wird oft berichtet.

Fließt genug Speichel, startet bereits im Mund die Verdauung. Das klare Sekret enthält eine Fülle heilsamer und regulierender Substanzen, darunter auch Enzyme, die bereits beginnen, die Nahrung zu zerlegen. Gut eingespeichelt wird aus bröseliger oder klebriger Nahrung beim Kauen ein geschmeidiger, in sich zusammenhaltender Brei geformt, der sogenannte Bolus. Die enthaltenen Schleimstoffe befeuchten den Speisebrei und halten ihn zusammen.

Weitere hilfreiche Eigenschaften von Speichel: Er hilft bei der Reinigung der Zähne, seine Antikörper schützen die Schleimhäute vor Infektionen. Außerdem unterstützt er die Aufnahme des ohnehin oft knappen Nervenvitamins B12. Weil er leicht alkalisch wirkt, kann der flüssige Verdauungssaft aufsteigende Magensäure abpuffern und Sodbrennen verhindern. Eine Menge Gründe also, um der Mundtrockenheit vorzubeugen.

Wassermangel

Die Behandlungsmöglichkeiten sind rar. In den meisten Fällen hilft es aber, den Medikamentenplan (siehe Seite 91) kritisch daraufhin zu überprüfen, welche Mittel wirklich notwendig sind und welche Präparate man weglassen, geringer dosieren oder auswechseln kann (siehe auch Priscus-Liste, Forta-Liste im Infokapitel ab Seite 164).

Auch wenn man zu wenig trinkt, klebt die Zunge leicht am Gaumen. Denn die Speicheldrüsen brauchen Flüssigkeit, um arbeiten zu können. Also ausreichend trinken. Am besten etwa eineinhalb bis zwei Liter pro Tag, aber nicht nur Mineralwasser, Saft und Tee, sondern zwischendurch auch eine gut gewürzte Brühe. Außerdem kurbelt ausgiebiges Kauen den Speichelfluss an. Manchmal hilft Kaugummi oder eine Massage der Kaumuskulatur unterhalb vom Ohr.

Essen – einfach vergessen ...

Beim Essen und Trinken erfassen wir unsere Lebensmittel mit allen Sinnen: Wir riechen, schmecken und fühlen Beschaffenheit und Temperatur der Gerichte und Getränke. All diese Wahrnehmungen werden mit unseren Bewertungen und dazugehörenden Gefühlen als Cocktail von Botschaften im Gehirn gespeichert. Auf subtile Weise lenken unsere grauen Zellen die vielfältigen Abläufe, die unser Essverhalten steuern.

Doch Menschen mit einer Demenzerkrankung verstehen oftmals ihre eigenen Bedürfnisse nicht mehr. Sie verlieren die feine Zunge, können Hunger- und Durstgefühle nicht mehr deuten. Die Situation am Tisch wird ihnen fremd. Und am Ende wissen sie nicht mehr, was eine Mahlzeit bedeutet. Sie vergessen tatsächlich zu essen.

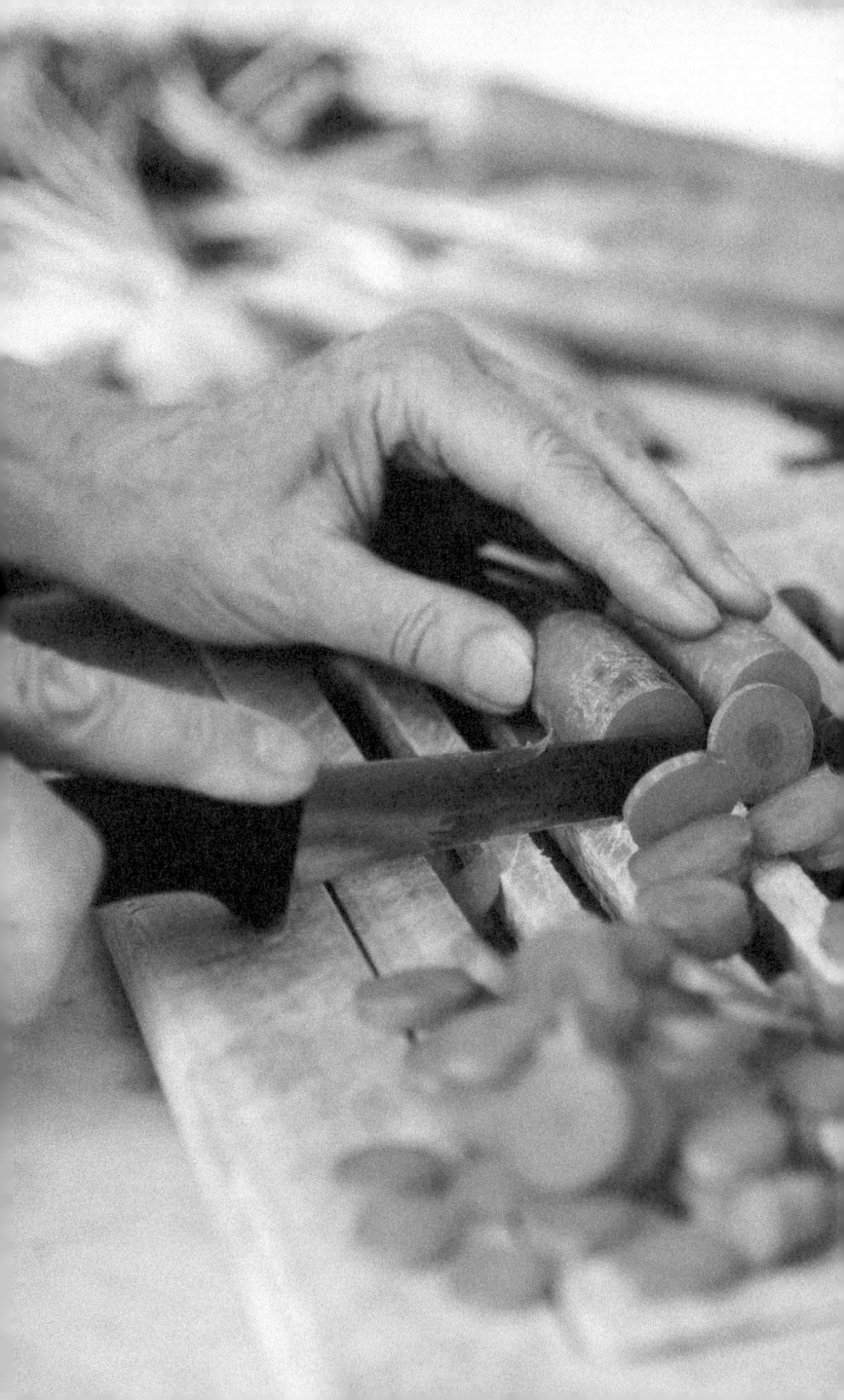

GUTE MAHLZEITEN

Körper, Geist und Seele tanken auf bei einem guten Essen. Dies gilt umso mehr bei Vergesslichen und ihren Angehörigen, die die Pflege übernommen haben. Wie aber werden Mahlzeiten zu wirklichen Energielieferanten?

KIND, MIR SCHMECKT'S NOCH!

Essen dient nicht nur der Nahrungsaufnahme, sondern ist auch eine Gelegenheit für ein harmonisches Miteinander, für Zuwendung und seelische Streicheleinheiten.

Für einen Menschen, dessen Fähigkeiten nachlassen, ist Essen im Kreis der Familie oft die wichtigste Quelle der Lebensfreude. Es weckt Erinnerungen an Mitmenschen und gute Momente, an überlieferte Zubereitungsarten, an regionale Spezialitäten und besondere Zutaten – kurzum: an gute Augenblicke der Vergangenheit.

LIEBER OHNE SCHNICKSCHNACK

Wann immer die Zeit es erlaubt, sollte das gemeinsame Essen auch tatsächlich als gemeinsame Zeit zelebriert werden. Das schafft Verbundenheit und frischt das Vertrauen des Erkrankten auf, dass er gut und liebevoll versorgt wird und die Angehörigen weiterhin gern mit ihm zusammen sind. Je friedlicher die Umgebung, desto besser können Vergessliche ihre Mahlzeiten genießen. Das Essen sollte also ohne Radio- oder Fernsehgeräusche und weit weg von anderen Lärmquellen serviert werden. Auch auf hitzige Debatten und lebhafte Diskussionen verzichtet man besser. Laut geführte Gespräche können verwirrte Kranke beunruhigen und in eine Abwehrhaltung drängen. Ideal für die Harmonie am Tisch: Die Pflegebedürftigen so oft wie möglich loben und in ihrer Sicht der Dinge bestätigen. Das schafft eine gute Atmosphäre und fördert den Appetit.

Weniger ist mehr

Steht vieles auf dem Tisch, dessen Sinn ein Demenzkranker nicht mehr einordnen kann, lenkt ihn auch das vom Essen ab. Also nur bereitstellen, was für die Mahlzeit notwendig ist, gerade im Spätstadium der Erkrankung. Sonst kann es vorkommen, dass jemand den Blumenstrauß für essbar hält oder versucht, den Salzstreuer in den Mund zu stecken. Auch wenn zu viel Verschiedenes auf dem Teller liegt, wissen Betroffene oft nicht, was sie davon essen sollen. <u>Die Lösung: Immer nur ein oder zwei Menübestandteile auf einmal servieren, also beispielsweise erst die Bratkartoffeln mit dem Gemüse und danach, wenn der Teller leer ist, das Fleisch.</u>

WIR WOLLEN AM GEDECKTEN TISCH NICHT NUR SATT WERDEN, SONDERN AUCH GLÜCKLICH.

Weil auch das räumliche Sehvermögen nachlässt, erkennen Erkrankte die Speisen oft nicht mehr so leicht. Da hilft vor allem eine gute Beleuchtung. Ideal sind helle Teller auf einem kontrastierenden einfarbigen Untergrund und rutschfeste Unterlagen. Lebhaft gemustertes Geschirr und bunte Stoffe besser meiden, das lenkt zu sehr ab.

Farblose Gerichte wie etwa Hühnerfrikassee, Fischfilet, Kohlrabi oder Blumenkohl, noch dazu wenn sie mit einer hellen Soße angeboten werden, sind auf weißem Geschirr schwer zu erkennen. Die meisten kommen besser zurecht, wenn man ihnen solche Gerichte auf farbigen Tellern serviert. Gut ist es auch, beim Kochen die hellen Zutaten mit einer Prise gemahlenem Kurkuma (Gelbwurz; ein Gewürzpulver) gelb zu färben. Oder man kann ihnen mit etwas Tomatenmark eine rosige Farbe verleihen. Das wirkt appetitlich und hilft bei der Orientierung.

WENN TISCHMANIEREN SICH ÄNDERN

Sitzen liebe Menschen mit am Tisch, reden miteinander und lachen entspannt, essen Pflegebedürftige meistens mehr, weil das Vorbild der anderen ihren Appetit anregt. Dann erinnern sich die Kranken oftmals auch wieder an den richtigen Gebrauch des Bestecks und daran, wie man die Serviette benutzt.

Mit dem Fortschreiten der Krankheit wird es jedoch schwieriger, die Wünsche der Gesunden mit den Bedürfnissen der Erkrankten in Einklang zu bringen. Schließlich fällt gezieltes Kauen und Schlucken einem Menschen in späten Stadien der Demenz immer schwerer, da fällt schon einmal etwas von den halb gekauten Speisen aus dem Mund zurück auf den Teller oder der Speichel tropft herunter.

Damit alle die gemeinsamen Mahlzeiten lange genießen können, ist es wichtig, auch Besucher und Freunde, die nicht an der Pflege beteiligt sind, über die Eigenarten der Erkrankung gut aufzuklären. Wissen alle bei einer Mahlzeit Anwesenden Bescheid, können sie leichter entspannt über ungewöhnliches Verhalten und veränderte Tischmanieren hinwegsehen und die gute Stimmung beim Essen bleibt bestehen.

VERGESSLICHE MENSCHEN BEIM ESSEN

Wenn das Gedächtnis nachlässt, verändert sich auch das Verhalten bei Tisch. Wer die Ursachen versteht, kann besser auf den Kranken eingehen.

DER HINTERGRUND	DIE FOLGEN AM ESSTISCH
Das Kurzzeitgedächtnis schwindet dahin, gerade gefasste Einsichten und Absichten werden innerhalb von Sekunden wieder gelöscht.	Der Kranke vergisst einzukaufen. Er weiß nicht mehr, dass er essen und trinken muss. Oder er denkt, dass er bereits gegessen hat. In späten Phasen vergisst er sogar, nach dem Kauen zu schlucken. Die Frage, ob er essen und trinken möchte, entscheidet er gefühlsmäßig danach, ob er sich in der Situation wohlfühlt.
Die Sehschärfe lässt nach, das Gesichtsfeld wird kleiner. Farben und Formen werden nicht mehr so gesehen wie früher. Geruchs- und Geschmackssinn sind beeinträchtigt, die Weiterleitung der Sinnesreize funktioniert nicht mehr optimal. Später ist selbst der Tastsinn betroffen. Alle Wahrnehmungen verändern sich.	Für den Kranken schmecken vertraute Gerichte nicht mehr so wie früher. Das führt zu veränderten Vorlieben, zum Beispiel zu mehr Lust auf Süßes. Er verbrennt sich leicht die Zunge, weil er nicht mehr wahrnimmt, dass eine Suppe dampft. Es dauert zudem länger, bis er die Hitze im Mund spürt. Manche versuchen, nicht essbare oder giftige Produkte zu essen, weil sie sie mit Lebensmitteln verwechseln.
Weil das Orientierungsvermögen nachlässt, verkennen die Kranken Tageszeiten und Situationen. Sie sind deshalb verwirrt und verängstigt, es kommt zu wahnhaften Vorstellungen.	Der Betroffene erkennt die Speisen nicht oder hat zum Beispiel morgens Lust auf ein Mittagessen, weil er die Tageszeiten verwechselt. Er versteckt oder hortet Nahrungsmittel, wenn er fürchtet, später nichts mehr zu bekommen. Einige Menschen entwickeln die Angst, vergiftet zu werden.
Ständige Unruhe plagt viele der Kranken. Sie empfinden, dass sie keine Zeit zum Essen haben, weil sie innerlich mit anderen Dingen beschäftigt sind. Deshalb sind sie leicht ablenkbar.	Die Kranken können sich am Tisch nicht entspannt niederlassen, sie zappeln und wollen herumgehen. Deshalb kommen sie oft nicht dazu, genug zu essen und die notwendigen Kalorien aufzunehmen.

DER HINTERGRUND	DIE FOLGEN AM ESSTISCH
Der Kranke kann die Abläufe in seiner Umgebung nicht mehr erkennen und bewerten. Willkürliche, zielgerichtete Bewegungen gelingen nicht mehr. Seine Fähigkeit, mit Werkzeugen zu hantieren, ist gestört. Apraxie nennen Fachleute das Phänomen.	Die Kranken können das Besteck nicht mehr handhaben. Sie empfinden Messer und Gabel vielleicht sogar als bedrohlich. Für eine Weile können sie jedoch zielgerichtete Bewegungen noch durchführen, wenn sie ihnen vorgemacht werden, wenn der Pflegende ihnen genau vorführt, wie man den Löffel zum Mund führt.
Wenn im Verlauf der Demenzerkrankung Störungen im zentralen Nervensystem auftreten, kann das auch die Fähigkeit zu sprechen und Sprache zu verstehen beeinträchtigen. Dann gehen Worte verloren, Inhalte verschwinden. Diese Störung nennen Experten Aphasie.	Der Kranke kann nicht ausdrücken, was er gern essen möchte oder was ihm nicht schmeckt. Falls er eine schlecht sitzende Prothese hat oder Zahnschmerzen, kann er das nicht artikulieren. Der Pflegende ist darauf angewiesen, genau zu beobachten, ob der Betroffene Schmerzen hat oder nicht kauen kann.
Auch die Psyche der Kranken gerät unter Druck. Viele leiden unter dem Eindruck, fremdbestimmt zu sein. Sie reagieren empfindlich, sind nervös, impulsiv oder ärgerlich. Weil ihre Urteilsfähigkeit eingeschränkt ist, reagieren sie sehr emotional.	Oft lehnen Betroffene bestimmte Pflegepersonen ab, die ihnen das Essen reichen wollen, weil sie sich durch sie abgewertet oder dominiert fühlen. Oder die Kranken ziehen sich in sich selbst zurück und verweigern Mahlzeiten komplett.
Im fortgeschrittenen Stadium einer Demenz ist der Ablauf beim Herunterschlucken der Nahrung häufig gestört, weil das Gehirn die komplexen Vorgänge nicht mehr optimal steuert.	Nahrungsmittel rutschen beim Essen leicht in die Luftröhre. Die Mahlzeiten erfordern dann von den Pflegenden viel Zeit und Geduld. Die Betroffenen verschlucken sich, es kommt zu Hustenanfällen bis hin zum Erstickungsgefühl, weil sie in Atemnot geraten.
Die häufigste Verhaltensänderung ist die Apathie. Den Kranken fehlt es an eigenem Antrieb und an Initiative. Sie reagieren teilnahmslos, sind nicht ansprechbar. Störungen der Hirnleistung sind wahrscheinlich die Ursache. Vielleicht aber auch Resignation und Trostlosigkeit.	Auch wenn die schönsten Dinge serviert werden, finden sie kein Interesse bei dem Kranken. Er nimmt nicht wahr, was auf dem Teller liegt, und greift nicht zu, wenn man ihn zum Essen und Trinken ermuntert. Manchmal hilft eine liebenswürdige Atmosphäre mit wenig Ablenkung, damit der Pflegebedürftige sich auf die Mahlzeit einlassen kann.

AUSREICHEND ESSEN UND TRINKEN

Es ist nicht immer einfach, die Vergesslichen dazu zu bringen, regelmäßig und genügend zu essen. Wieder helfen einige Tricks – und jede Menge Verständnis.

Viele Vergessliche verlieren immer mehr an Gewicht. Dafür gibt es eine ganze Zahl von Gründen. In frühen Phasen der Erkrankung sind es oftmals auch Probleme beim gezielten Einkaufen und beim Kochen. Deshalb lohnt sich ein Blick in den Kühlschrank. Liegen dort nur wenige frische Zutaten und stapeln sich stattdessen verdorbene Produkte, braucht der Kranke dringend Unterstützung beim Einkaufen.

Für viele gehören die Besuche beim Laden um die Ecke zwar zum Alltag, doch mit dem Fortschreiten der Erkrankung finden sie sich in der Produktvielfalt nicht mehr zurecht. Manchmal hilft es, im Laden Bescheid zu sagen, falls der Angehörige vergisst zu bezahlen, oder die Angestellten um Unterstützung zu bitten, falls er Dinge aus Versehen mehrfach einkauft. Wenn die viel beschäftigten Angehörigen wenig Zeit haben, ist es für Alleinlebende im frühen Stadium eine gute

Hilfe, Getränke und Lebensmittel zu bestellen – telefonisch oder online – und liefern zu lassen. Dieser Service kostet relativ wenig oder ist bei höherem Bestellwert sogar gratis.

ESSEN – WIE GEHT DAS?

Vor allem im frühen Stadium der Demenz ist es Vergesslichen peinlich, nicht mehr zu wissen, wie man gekonnt mit Besteck umgeht oder aus welchem Glas man trinkt. Später sitzen sie manchmal hilflos vor einem gefüllten Teller, ohne zu wissen, was zu tun ist. Viele haben keinen Appetit, einige dagegen bekommen Bärenhunger, weil das Esszentrum im Gehirn nicht mehr richtig funktioniert. Manchmal verhindern Nebenwirkungen von Medikamenten die Freude an der gemeinsamen Mahlzeit, auch Kau- oder Schluckstörungen sind typisch. Viele magern deshalb immer mehr ab.

Versetzen wir uns einmal in ihre Lage: Auch wir wären in einer solchen Situation dankbar für liebevolle Unterstützung. Je mehr Geduld und Verständnis wir als Pflegende aufbringen, desto entspannter und erfreulicher geraten die Mahlzeiten. Es sind immer die gleichen Zutaten, die Pflege gelingen lassen: Verständnis, Geduld und die Erinnerung daran, dass der Erkrankte beim besten Willen manche der einfachsten Dinge des Alltags nicht mehr managen kann.

Kurzzeitig ist ihm das auch bewusst. Selbst in späten Phasen treten die Kranken immer wieder für einige Zeit aus der Demenz heraus und sind fast so wie früher. In diesen Momenten leiden sie besonders unter ihrem Unvermögen. Dann kann eine gute gemeinsame Mahlzeit Raum für Bestätigung und liebevolle Zuwendung liefern. Nicht nur die Erkrankten sind dafür dankbar und entspannen sich, ein so geglücktes gemeinsames Essen belohnt auch die Pflegenden.

WIEDER KEIN HUNGER?

Wenn ein Pflegebedürftiger plötzlich keinen Appetit mehr zeigt oder sogar Unwillen gegen das Essen an den Tag legt, macht man

WIE KANN ICH HELFEN?

Lassen die geistigen Fähigkeiten in späten Phasen sehr stark nach, sitzen die Menschen oft hilflos vor ihrem Teller und wissen nicht, wie sie essen sollen. Dann hilft es …

- … dem Angehörigen die Speisen freundlich anzupreisen und ihn kurz daran riechen zu lassen. Das regt die Speichelproduktion und den Appetit an.
- … das Essen nicht im Liegen, sondern in möglichst aufrechter Position zu reichen. Eventuell das Kopfteil des Bettes aufstellen.
- … die ersten Bewegungen anzubahnen, also zum Beispiel den Löffel an den Mund zu führen. Oft essen die Kranken dann die ganze Mahlzeit ohne weitere Hilfe.
- … wenn der Erkrankte die Geschwindigkeit, mit der er isst, selbst bestimmen darf. Also immer erst einen Bissen in Ruhe kauen und herunterschlucken lassen, bevor der nächste an die Reihe kommt.
- … die Bewegungen des Kranken anzuregen/anzubahnen. Das gelingt beispielsweise, indem man dem Kranken den Löffel in die Hand gibt und den Arm in der Bewegung unterstützt, damit er selbst den Löffel zum Mund führt.
- … die Lippen mit der Spitze des gefüllten Löffels zu berühren, wenn der Kranke den Mund nicht öffnet. Oder einen sanften Druck auf die Kinnspitze auszuüben.
- … während des Herunterschluckens nicht mit ihm zu sprechen. Er könnte sich verschlucken, wenn er versucht zu antworten.

DAS KANN JEDEM DAS ESSEN VERLEIDEN

Typische, oft mit einer Demenz einhergehende Beschwerden machen das Essen zu einer Qual – und führen dazu, dass die Nahrung verweigert wird. In solchen Fällen den Hausarzt und/oder einen Zahnarzt um Rat fragen. Auch Pflegedienste kennen diese Probleme:

- ein trockener Mund und zu wenig Speichel (ab Seite 108)
- wunde Stellen im Mund
- ein Pilzbefall der Schleimhaut (Soor)
- mangelnde Hygiene der Zähne
- eine schlecht sitzende Zahnprothese

SIND ES DIE ZÄHNE?

Irgendwann ist der Kranke möglicherweise nicht mehr in der Lage zu sagen, ob er Schmerzen im Mund oder an den Zähnen hat. Deshalb frühzeitig, solange es noch geht, für regelmäßiges Zähneputzen sorgen, für Vorsorgeuntersuchungen und professionelle Zahnreinigung. In späteren Stadien der Krankheit auf Veränderungen im Verhalten achten, die auf mögliche Zahnprobleme hinweisen. Die Hilfe des Zahnarztes ist spätestens fällig, wenn der- oder diejenige …

- … das Essen verweigert, vor allem bei harten oder kalten Speisen.
- … beim Essen öfter den Mund schmerzlich verzieht.
- … die Zahnprothese immer wieder aus dem Mund nimmt.
- … aggressiv wird, weil er vermutlich unter Schmerzen leidet.

sich besser auf die Suche nach den ursächlichen Gründen. Diese können sehr vielfältig sein und oftmals spielen auch mehrere Faktoren zusammen. Es lohnt, den Menschen vor allem beim Essen genau zu beobachten und sein Verhalten mit dem abzugleichen, was er erst kürzlich noch zeigte. Hier eine Checkliste zur Abklärung:

- Hat er mehrere Tage nacheinander gar nichts gegessen oder innerhalb von sechs Wochen mehr als 2,5 Kilo abgenommen, mit einem Arzt sprechen, vielleicht gibt es ja behandelbare Ursachen für den Verlust des Appetits.
- In der Apotheke nachfragen, ob verordnete Medikamente den Appetit blockieren, und den Arzt gegebenenfalls nach besser geeigneten Alternativen fragen.
- Für ausreichend körperliche Bewegung zu Hause und im Freien sorgen. Leichtes Training und Tageslicht verstärken den Appetit, ebenso die frische Luft.

- Prüfen, ob der Erkrankte möglicherweise unter Verstopfung leidet. Der Stau im Bauch löst Völlegefühl und Unbehagen aus. Auch hier hilft Bewegung.
- Wichtig: Gleich frühmorgens nach dem Aufwachen genug trinken. Außerdem frisches Obst, viel Gemüse und eingeweichte Trockenfrüchte servieren. Milchzucker oder Lactulosesirup aus der Apotheke können die Verdauung ebenfalls auf sanfte Weise fördern.
- Gemeinsam mit dem Arzt überlegen, ob ein Vitamin- und Mineralstoffpräparat helfen könnte, denn auch Nährstoffmangel kann Appetitlosigkeit erzeugen. Knapp sind vor allem oft B-Vitamine, die der Arzt spritzen muss, damit sie wirken können.
- Auch an ausreichend Vitamin D denken. Zur Risikogruppe zählen alle, die auch bei Sonnenschein kaum rauskommen oder sich nur mit gänzlich bedecktem Körper im Freien aufhalten. Vitamin-D-Präparate können den Mangel ausgleichen. Mit Ernährungstricks gelingt das kaum.
- Fertige Trinknahrung aus der Apotheke ist teuer und nur selten sinnvoll. Günstiger und wohlschmeckender sind selbst gemachte Drinks aus Milch, Sahne und pürierten Früchten. Noch gehaltvoller und abwechslungsreicher werden sie durch untergemixtes Nussmus, durch Schokocreme oder Schmelzflocken (feine lösliche Haferflocken). Nicht direkt vor den Mahlzeiten servieren, sondern lieber zwischendurch.

Lieblingsgerichte: Eine Gleichung mit vielen Unbekannten

Oft fehlt Pflegebedürftigen jede Erinnerung, wann sie zuletzt etwas gegessen haben. Deshalb die Mahlzeiten am besten immer genau zur selben Zeit einplanen und auf die Uhrzeit hinweisen. Das klapppt etwa, indem man sagt: »Jetzt ist es bald sieben Uhr, also wird es Zeit für das Abendbrot.«

BELIEBT IST VOR ALLEM DAS FRÜHSTÜCK. DENN AM VORMITTAG SIND DIE MEISTEN NOCH GUT AUSGERUHT UND GENIESSEN MIT FREUDEN EIN GEHALTVOLLES ANGEBOT.

Haben die Ärzte ein Gläschen Alkohol erlaubt, kann man vor dem Abendessen einen Aperitif servieren. Das hebt nicht nur die Stimmung, es macht auch Appetit. Je nach Vorliebe kann man auch mit einem Glas Sherry oder Wein anstoßen und das Essen auf diese Weise ankündigen.

Natürlich möchte man dem Pflegebedürftigen möglichst oft Gerichte und Zubereitungsarten anbieten, die er schon lange kennt und mag. Im Verlauf der Erkrankung werden aber oft urplötzlich neue Vorlieben entwickelt. Dann fallen bisher beliebte Gerichte in Ungnade, weil sich der Geschmackssinn stark verändert hat. Herzhaftes, Saures und Scharfes bleibt oft liegen, während gerade Süßes in dieser Phase besonders hoch im Kurs steht – unabhängig davon, welche Vorlieben bisher da waren.

Der folgende Trick kann Wunder wirken: Herzhafte Gerichte mit einem Löffel Zucker, Sirup oder Honig süßen. Eine solche süßliche Geschmacksrichtung mag unsereinem bei einem Eintopf oder einer Bratensoße eigenartig vorkommen, doch Menschen mit einer Demenz essen süß abgeschmeckte Gerichte erfahrungsgemäß mit großem Appetit.

UNBEDINGT BEACHTEN: VERGESSLICHE MENSCHEN, DIE UNTER INNERER SPANNUNG STEHEN UND DESHALB UNENTWEGT HERUMWANDERN, BENÖTIGEN BESONDERS VIELE KALORIEN.

Einfach aus der Hand essen

Oft entwickeln Vergessliche wieder Freude an den Mahlzeiten und guten Appetit, wenn sie nicht mit Messer und Gabel hantieren müssen, sondern passende Happen mit den Fingern in den Mund stecken können – Stichwort Finger Food. Viele Gerichte lassen sich dafür ganz einfach in mundgerechter Größe portionieren.

- Gebratenes Fleisch, Schnitzel oder Würstchen so schneiden und servieren, dass die Stücke mit den Fingern gegriffen werden können. Auch Minifrikadellen und vorgegarte kleine Geflügelteile sind meistens sehr beliebt.
- Gemüse größer zuschneiden und nicht zu weich kochen. Gut zu greifen sind Möhrenstücke, Brokkoli- und Blumenkohlröschen, Rosenkohl oder Kohlrabispalten. Roh schmecken Minitomaten, Paprikastreifen, Radieschen und Gurkenstücke.

- Auch Pizzen gibt es im Miniformat. Und Flammkuchen oder Quiche lassen sich ebenfalls in handliche mundgerechte Stückchen teilen.
- Gefüllte Pastasorten wie etwa Tortellini und Ravioli oder auch kleine Maultaschen lassen sich besonders gut greifen und in den Mund stecken.
- Fischstäbchen halbieren. Heringe, Matjes und Räucherfisch in mundgerechte Stücke teilen und eventuell auf kleinen Brotstückchen anrichten.
- Röstie-Ecken, Pommes frites, Reibekuchen und Kroketten lassen sich ohnehin gut aus der Hand essen. Das gilt auch für Eierkuchen beziehungsweise Pfannkuchen.
- Aufläufe mit weniger Flüssigkeit als sonst und einem zusätzlichen Ei zubereiten. Auf diese Weise werden sie schnittfest und gut in Stücke teilbar.
- Kuchen lässt sich in Streifen oder Würfel schneiden. Auch Miniwindbeutel aus der Gefriertruhe oder zerteilte Schokoriegel stillen den Süßhunger.

Nährstofftabellen und Superfoods? Überflüssig!

Wer zu Hause für einen Menschen im mittleren oder im späten Stadium der Demenz sorgt, der zu wenig Gewicht auf die Waage bringt, braucht sich um Diätvorschriften nicht zu kümmern. Solche formalen Anforderungen können den noch vorhandenen Appetit des Betroffenen nur bremsen. Für einen gebrechlichen, viel zu dünnen Menschen ist eine Mahlzeit dann wertvoll, wenn sie ihm so gut schmeckt, dass er gern zulangt und genug Kalorien konsumiert.

Vor allem unruhige Kranke mit hohem Bewegungsdrang müssen viel essen, um nicht an Gewicht zu verlieren. Ihr Kalorienbedarf kann bis auf das Doppelte steigen. Viele essen und trinken aber zu wenig, weil sie weder Hunger noch Durst verspüren. So wichtig gesunde Mahlzeiten mit nährstoffreichen Zutaten auch sein mögen: Hier kommt es vor allem darauf an, den Kranken mit genügend Kalorien und Flüssigkeit zu versorgen.

Was immer ihm schmeckt

Wunschkost ist also angesagt, das heißt alles, was schmeckt und gut bekommt. Besser, ein zu dünn gewordener Angehöriger trinkt übersüße Limonade und verputzt eine Tüte Trüffelpralinen, als dass er gar nichts isst.
Am besten serviert man überaktiven Menschen die fettreichere Version von Nahrungsmitteln, die sie kennen, also etwa Sahne statt Milch im Kaffee, anstelle von Joghurt ein Cremedessert, fettere Wurst und vollfetten Käse statt Magerversionen. Gewohnte Gerichte kann man zusätzlich mit Sahne, Butter oder Öl anreichern.
Essen die Kranken trotzdem nicht genug, weil sie einfach nicht ruhig am Tisch sitzen können, gibt man ihnen ihre Mahlzeiten am besten als Proviant mit »auf den Weg«. Also belegte Brote, vorgeschnittenes Obst oder Kekse in eine Tüte oder Dose legen und mitgeben auf ihre Wanderung durch die Wohnung oder die Flure. Auch gut: Einen Teller mit Snacks an bestimmten Stellen ihres Wanderwegs bereitstellen. Die Mengen klein halten und oft Frisches nachlegen.

Zu viel ist auch nicht gut

Weil sich die Krankheit im Verlauf immer wieder verändert und auch Hirnareale betrifft, die Appetit und Sättigung regulieren, kann es sein, dass ein früher mäßiger Esser

plötzlich riesigen Appetit entwickelt. Stopft er sich dann mit übergroßen Mengen an Süßigkeiten, Döner, Pommes frites und Bratwurst voll, wachsen die überflüssigen Rundungen manchmal so schnell, dass sie die Pflege erschweren. Dann sind zum Ausgleich üppige Portionen Gemüse angesagt, weil sie satt machen, aber nur mäßig viele Kalorien auf den Teller bringen. Gehaltvolle Lebensmittel wie Süßigkeiten, Wurst und Käse besser aus dem Blickfeld schaffen. Und den Arzt fragen, ob der übersteigerte Appetit eine Nebenwirkung von Medikamenten sein könnte. Ob jemand genügend isst oder zu viel, sieht man am besten auf der Waage.

ACHTUNG: VOR DEM SERVIEREN DER MAHL-ZEITEN IMMER DIE TEMPERATUR PRÜFEN! IN SPÄTEREN STADIEN DER DEMENZ VERBRÜHEN SICH DIE BETREUTEN NÄMLICH LEICHT, WEIL SIE NICHT RECHTZEITIG MERKEN, DASS ETWAS ZU HEISS IST.

TRINKEN MACHT FIT

Genug Flüssigkeit ist für das Wohlbefinden eines Menschen mit Demenz wahrscheinlich noch wichtiger als gutes Essen. Denn das Gehirn profitiert von einem ausgewogenen Wasserhaushalt. Ein Mangel dagegen verstärkt die Anzeichen der Erkrankung. Es ist allerdings nicht ganz einfach, Kranke immer wieder zum Trinken zu ermutigen. Nachsicht und ein bisschen Geduld erleichtern die Aufgabe ganz erheblich.

Wenn Erkrankte nicht trinken mögen, kann das viele Gründe haben. Der einfachste: Sie mögen das Getränk nicht. Gut möglich auch, dass sie das Glas oder die Flasche vom Bett aus einfach nicht erreichen oder zu schwach sind, die Flasche zu öffnen und zu trinken. Nicht wenige halten sich beim Trinken zurück, weil sie sich vor Inkontinenz fürchten. Sie haben Angst davor, den Urin nicht halten zu können, scheuen Peinlichkeiten und wollen dem Pflegenden keine Arbeit machen.

In späten Stadien der Erkrankung vergessen Kranke auch einfach, wie man trinkt. Andere empfinden keinen Durst, können nicht gut schlucken oder nicht sagen, dass sie durstig sind. In seltenen Fällen leiden einige sogar unter der Vorstellung, die Getränke wären giftig (siehe Seite 95).

Mit kleinen Tricks zum Trinken anregen

Auch wenn es noch so wichtig ist – kein Mensch wird gern ständig zum Trinken ermahnt. Vor allem Standpauken und belehrende Argumente helfen überhaupt nicht weiter. Bei vielen kommt es aber gut an, wenn man sie um Hilfe bittet. So nach dem Motto: »Könntest du mal probieren und mir sagen, ob der Tee schon durchgezogen, der Kaffee noch heiß, der Saft süß oder kühl genug ist?« Und ein Satz wie: »Kannst du bitte mal austrinken, ich möchte die Spülmaschine anstellen und dein Glas mitspülen« erinnert den Kranken auch, ohne ihn zu ermahnen. Unterhaltsam wird die Anregung zum Trinken, wenn man gemeinsam unterschiedliche Getränke probiert und begutachtet. Dabei machen gern auch die Kinder mit.

Beharrlich, aber nicht drängend

Diskrete Erinnerungen lassen sich immer wieder beiläufig in ein Gespräch einflechten. Man kann zum Beispiel auf den verlockenden Duft von frisch gebrühtem Kaffee hinweisen oder auf die schöne Schaumkrone des frisch eingefüllten (alkoholfreien) Bieres. Klar, dass man mit der Erwähnung von erklärten Lieblingsgetränken am besten ankommt. Oft hilft es auch schon, den Pflegebedürftigen zwischendurch zu ermutigen, sich selbst etwas nachzuschenken.

TIPP: GLEICH NACH DEM AUFSTEHEN EIN GLAS WASSER REICHEN, DANN SIND VIELE PFLEGEBEDÜRFTIGE OHNEHIN DURSTIG UND TRINKEN GERN EINEN SCHLUCK MEHR.

Natürlich sollte man Kaffee oder Tee und Saft zum Frühstück servieren. Und ruhig tagsüber eine heiße, gut gewürzte (Instant-) Brühe anbieten. Denn Menschen, die insgesamt sehr wenig essen, bekommen auch zu wenig Salz. Für den Mineralstoffhaushalt ist es jedoch unentbehrlich, weil Salz den Wasserhaushalt reguliert, die Gewebespannung aufrechterhält und viele Stoffwechselvorgänge aktiviert.

Ein Mangel an Salz kann gerade alte Menschen gefährden. Vielen wird schwindelig, wenn sie viel trinken, aber dabei zu wenig Salz bekommen, um die Flüssigkeit im Körper festzuhalten. Sie trinken sich »trocken«.

Unter einer sehr salzarmen Ernährung steigen beispielsweise die Stresshormone Renin, Aldosteron, Adrenalin und Noradrenalin deutlich an und das Herz leidet darunter. Also auch bei erhöhtem Blutdruck lieber erst mit dem Arzt besprechen, ob man die Salzmenge einschränken soll.

Kräutertee für alle Fälle

Echte Wellness-Wunder finden sich unter den einfachen Aufgüssen aus Wasser und getrockneten Pflanzenteilen. Thymian, Süßholz und Lindenblüten vertreiben Erkältungen. Baldrian, Fenchel und Melisse beruhigen. In einem gleichen sich alle: Kräutertees liefern eine Vielzahl von bioaktiven Substanzen. Mischungen mit Salbei, Rosmarin und Zitronenmelisse liefern beispielsweise nicht nur Flüssigkeit, sondern unterstützen die Gehirnleistung zusätzlich durch bioaktive Pflanzenstoffe. Forscher wiesen mit umfassenden neuropsychologischen Tests nach, dass Salbeiextrakt die Erinnerungsfähigkeit stärkt und die Stimmung aufhellt. Neben anderen Stoffen ist wahrscheinlich das ätherische Öl Cineol für diese begrüßenswerte Wirkung verantwortlich.

Für unruhige Geister, die vor lauter Bewegungsdrang nicht genug trinken, sollte man Getränke an mehreren Plätzen deponieren. Bequeme Trinkflaschen sind da oft besser als Tassen, Becher oder Gläser. Nimmt der Kranke dauerhaft zu wenig Flüssigkeit zu sich, muss eine Infusion das Defizit ausgleichen. Dafür sorgt der Hausarzt.

STÖRUNGEN BEIM SCHLUCKEN ERKENNEN

Zu den typischen Krankheitszeichen einer Demenz gehören gestörte Abläufe beim Kauen und Schlucken. Die Folgen können vielfältig sein. Verschluckt sich der Kranke beispielsweise und gerät dadurch in Atem-

GÜNSTIGE TRINKGEFÄSSE

Aus manchen Gläsern oder Tassen trinkt man einfach lieber. Das geht auch Pflegebedürftigen so. Es lohnt deshalb zu prüfen, mit welchen Gefäßen sie sich leichter tun, auf eine ausreichende Flüssigkeitsmenge am Tag zu kommen. Folgendes hat sich bewährt:

◆ die gewohnte eigene Tasse oder das Lieblingsglas,

◆ leichte Becher aus hochwertigem Kunststoff,

◆ Gefäße, die unten schmal und oben weit sind,

◆ Gläser mit einem Henkel zum sicheren Anfassen,

◆ eingefärbte Gläser, die gut zu sehen sind.

◆ In späten Stadien der Demenz testen, ob Schnabelbecher oder Trinkbecher plus Strohhalm nicht praktischer sind.

Alltagsgeschichten

ESSEN WIE DIE FÜRSTEN

Die schmale Frau mit dem praktischen Kurzhaarschnitt hatte jahrzehntelang für ihre Familie gekocht, nicht gern und auch nicht immer gut. Sie brachte eben etwas auf den Tisch, weil sie musste. Gelobt wurde sie dafür selten. Oft war auch das Haushaltsgeld knapp und der Garten am Haus gab selbst im Sommer nicht viel Abwechslung her. Auf dem sandigen Boden gediehen nur Kartoffeln, Zwiebeln und Möhren üppig. Eine gute Grundlage für sämige Eintöpfe, die der Ehemann gern aß.

TÄGLICH NOBEL BEKOCHT

Nun lebte sie seit vielen Jahren im Haus ihres Sohnes und ihrer Schwiegertochter. Beide kochten mit Leidenschaft und konkurrierten immer ein bisschen darum, wem die besseren Gerichte gelangen. Die alte Frau setzte sich jeden Tag mit Freude an den gedeckten Tisch und blickte auf schön dekorierte Teller. Seit geraumer Zeit wiederholte sie dann immer den gleichen Satz. Sie sagte bewundernd: »Wir leben ja heute wieder wie die Fürsten.« Ihre Tischgenossen lächelten dann zufrieden und wünschten ihr einen guten Appetit.

Mit der Zeit geschah es immer häufiger, dass sie sich verschluckte, Partikel vom Essen oder Flüssigkeiten gelangten in ihre Luftröhre. Sie rang dann minutenlang nach Atem, es war, als ob sie ersticken würde. »Iss doch langsam, du musst gründlich kauen und vorsichtig schlucken!«, mahnte der Sohn. Die alte Dame nahm sich beim Essen so gut es ging in Acht, doch es half nicht. Schließlich diagnostizierte der Arzt eine Schluckstörung. Er riet dazu, ihr jedes Essen zu pürieren.

TRAURIGE ERINNERUNGEN

Beim ersten Anblick der mattfarbenen Breihäufchen brach die Mutter in Tränen aus. Sie starrte eine Ewigkeit auf den Teller. Dann schob sie ihn zittrig zur Seite: »Ihr wollt mich loswerden, ich soll ins Heim!« Ihr Sohn fragte entgeistert: »Wie kommst du denn darauf?« »Na, wegen des scheußlichen Krams auf meinem Teller. Ihr esst doch auch was Richtiges.« Im nachfolgenden Gespräch stellte sich heraus, dass sie sich von den mühsam durchpassierten, aber leider recht unattraktiven Pürees an die ärmlichen Eintöpfe »der schlechten Zeit« erinnert fühlte.

Die drei kamen überein, für sie versuchsweise Tiefkühlmenüs zu bestellen, deren Zutaten zwar auch fein püriert, aber danach wieder hübsch geformt wurden. Sie fanden Gnade. Vor allem, wenn die zwei engagierten Köche sie um edle Soßen ergänzten. Damit war der Frieden am Tisch wiederhergestellt.

not, kommt oft Panik auf. Diese beängstigende Erfahrung kann dazu führen, dass er fortan das Essen verweigert und deshalb immer mehr abnimmt. Wenn Speisepartikel in Bronchien und Lunge gelangen, steigt das Risiko für eine Lungenentzündung.

Frühzeitig auf Alarmzeichen für Schluckstörungen achten

Wenn der physiologische Ablauf gestört ist, hat der Erkrankte ...

* ... große Mühe beim Herunterschlucken der Speisen.
* ... verwahrt er Speisereste im Mund.
* ... kaut er nicht. Speichel und Essensreste sickern aus dem Mund.
* ... hat er eine veränderte Stimme. Sie hört sich gurgelnd, heiser oder rau an.
* ... bewegt er den Mund auffällig und schiebt die Zunge sichtbar vor.
* ... hustet er beim Einnehmen von Flüssigkeiten und Suppen mit Einlage.
* ... sondert er vermehrt Speichel ab.
* ... würgt er beim Versuch zu essen.

Funktioniert das Schlucken nicht mehr reibungslos, verordnet der Arzt eine logopädische Therapie. Dafür kommt ein Logopäde ins Haus. Diese Fachleute für Sprach- und Schluckstörungen schauen sich die Probleme des Kranken gründlich an und beraten die Pflegenden, was zu tun ist. Häufig gehört es dann zu den ab sofort nötigen Maßnahmen, dass die Beschaffenheit der Gerichte an die noch vorhandenen Möglichkeiten des Kranken angepasst werden muss.

Wenn die Schluckstörungen unüberwindbar scheinen, bleibt als letzte Alternative die Sondenernährung mit der sogenannten PEG-Sonde (perkutane endoskopische Gast-

roenterostomie). Die Frage, ob eine solche Ernährungsweise sinnvoll ist, ob und wie sie nützt oder schadet, ist im Einzelfall zu entscheiden. Oberstes Ziel sollte auch jetzt selbstverständlich der würdevolle Umgang mit dem Menschen im jeweiligen Stadium seines Lebens bleiben.

IDEAL BEI SCHLUCK-BESCHWERDEN SIND KLEINE PORTIONEN, VIELE KALORIEN UND AUSREICHENDE MENGEN AN PROTEIN.

Es bleibt zu überlegen, ob der Kranke so ernährt werden möchte oder ob er aus gutem Grund die Nahrung verweigert. Oft ist dann das Endstadium der Demenz erreicht und jeder Bissen wird im Mund »vergessen«. Zu fragen bleibt auch, ob die Lebensqualität durch eine Sonde verbessert wird. Fachleute bezweifeln dies oft. Außerdem ergaben Untersuchungen, dass 47 Prozent derjenigen, die vollständig über eine Sonde versorgt wurden, sogar weniger Energie erhielten, als ihr Grundumsatz erforderte.

Falls Patient und Betreuer sich dafür entscheiden, wird die Nahrungssonde mit einem Eingriff durch die Bauchwand direkt in den Magen gelegt. Klar, dass die Vorrichtung gut gepflegt werden muss, weil sonst Komplikationen auftreten können. Dies kann ein Pflegedienst übernehmen, wenn der Arzt eine Verordnung dafür ausstellt.

Viele Fachleute sind eher dafür, das natürliche Essen zu erleichtern, indem man die unterschiedlichsten Gerichte püriert und die

Flüssigkeiten leicht bindet. Denn Dickflüssiges lässt sich leichter schlucken. Guarkernmehl oder Johannisbrotkernmehl aus dem Drogeriemarkt eignen sich gut, um eine weiche und cremige Konsistenz zu erzielen. Diese pflanzlichen Bindemittel liefern zusätzlich Ballaststoffe für eine gute Darmtätigkeit. Einfach in Flüssigkeiten oder ins Pürierte einrühren, kurz quellen lassen, fertig. Warme Gerichte kann man aufkochen.

Was schmeckt und rutscht gut? Frisch pürierte Früchte zum Beispiel. Obst mit kleinen Kernen (wie Erdbeeren, Kiwi) zusätzlich immer durch ein Sieb streichen. Für einen gehaltvollen Smoothie ein Fruchtpüree mit Joghurt, Buttermilch oder Sahne und frischem Eigelb mischen. Mixgetränke mit Ei schnell verbrauchen.

Vorsicht beim Pürieren von herzhaften Gerichten: Fleisch und Geflügel sehr gut durchgaren, Häute, Knorpel, alle Knochen und kleinste Knöchelchen sorgsam entfernen. Frischen Fisch auf keinen Fall pürieren und anbieten! Es könnten nicht sichtbare Gräten darin sein. Auch auf faserige Gemüse und Sorten mit einer festen Haut verzichten. Grüne Bohnen, Erbsen oder Mais sind beispielsweise kaum perfekt glatt zu kriegen. Faserige Teile davon können in die Luftröhre geraten.

TROCKENE KRÜMELIGE LEBENSMITTEL WIE KEKSE, NÜSSE, KNÄCKEBROT ODER ZWIEBACK SOLLTEN BESSER NICHT GEREICHT WERDEN.

Das alles macht natürlich viel Arbeit und nicht immer ist ausreichend Zeit dafür da. Eine gute Hilfe ist geformte pürierte Kost, die man sich tiefgekühlt liefern lassen kann (siehe Seite 172). Die Gerichte sehen hübscher aus als Selbstpüriertes und schmecken gut. Die Pflegekasse beteiligt sich an den Kosten.

EIN GUTES ENDE

Dem geistigen Niedergang folgt in späten Phasen einer Demenz der körperliche Verfall. Wenn der eigene Antrieb fast völlig verlischt und die Betroffenen nicht mehr kauen, schlucken und essen können, wird der körperliche Zustand immer fragiler. Am Ende seines Lebens isst und trinkt der Kranke wenig und selten, weil er sich im Vorfeld des Sterbens befindet. Künstliche Ernährung mit einer Magensonde wird in solchen Fällen von Medizinern als schädlich abgelehnt. Denn im Endstadium der Demenz ist das Ablehnen von Essen nicht die Ursache für den Tod, sondern ein Zeichen dafür, dass die Organaktivität langsam verlöscht. Die letzte liebevolle Zuwendung des Pflegenden besteht dann idealerweise darin, dem Angehörigen kleine Mengen an Nahrung und Getränken weiterhin anzubieten, aber vor allem bei ihm zu sein.

MAHLZEITEN UND MEDIKAMENTE

Wer pflegt, muss oft auch dafür sorgen, dass Medikamente zur rechten Zeit und in der vorgesehenen Weise eingenommen werden. Das hat seinen Sinn und senkt Risiken. Denn Mahlzeiten und Nahrungsmittel beeinflussen die Wirksamkeit von Arzneimitteln.

Auch Getränke spielen eine nicht unwesentliche Rolle. So kann beispielsweise grüner Tee die Aufnahme von bestimmten Arzneistoffen aus dem Darm vermindern. Ähnliches vermutet die Wissenschaft bei Cranberry- und Grapefruitsaft. Alkoholisches verändert oder verstärkt eine Vielzahl von medizinischen Wirkungen, weil Drinks die Arbeit der Leber beeinflussen.

Es gibt Präparate, die nüchtern, also vor dem Essen, und andere, die zum Essen oder danach eingenommen werden müssen. Vergessliche Menschen bringen das oft durcheinander und leiden dann unter Nebenwirkungen oder die Besserung tritt nicht ein. Pflegende müssen sich deshalb regelmäßig darum kümmern, dass die Pillen pünktlich eingenommen werden. Helfen können hier digitale Timer, die den Kranken erinnern, wann es Zeit ist für die Medizin.

Es kommt auf den Zeitpunkt an

Angaben zum Zeitpunkt der Einnahme stehen immer im Beipackzettel. Aber die Erklärungen sind häufig schwer verständlich. Deshalb zur Sicherheit mit dem Apotheker darüber sprechen. Grundsätzlich sollten Arzneimittel möglichst bei aufgerichtetem Oberkörper mit Wasser (ein Glas von etwa 200 Milliliter) eingenommen werden. Die Flüssigkeit verhindert nämlich, dass Kapseln oder Tabletten in der Speiseröhre anhaften und stecken bleiben.

Jede Mahlzeit verzögert die Entleerung des Magens, deshalb kann sie auch die Wirkung von Arzneistoffen verzögern. Verbinden sich Nahrungsbestandteile mit den Wirkstoffen der Medikamente, gelangen diese oft nicht vollständig in den Körper. In anderen Fällen wird die Stabilität des Arzneistoffs durch den Kontakt mit der Nahrung beeinträchtigt. Arzneimittel, die schnell wirken sollen, sollten auf leeren Magen eingenommen werden. Beispiele für nüchtern einzunehmende Medikamente sind das Antibiotikum Phenoxymethylpenicillin, Schilddrüsenhormone oder das Diuretikum Furosemid.

DIE OPTIMALE EINNAHME DER MEDIKAMENTE AM BESTEN MIT DEM HAUSARZT BESPRECHEN.

Eine Einnahme direkt zum Essen oder nach den Mahlzeiten ist besonders wichtig, wenn die Arzneimittel dadurch besser verträglich werden. Beispiele hierfür sind das Antidiabetikum Metformin, das Antibiotikum Nitrofurantoin oder auch das Antidepressivum Venlafaxin.

Nimmt man Medikamente zusammen mit Nahrungsmitteln, kann das bei einigen Arzneistoffen die Aufnahme sogar verbessern. Ein Beispiel ist das Parkinsonmittel Selegillin, das direkt nach dem Essen eingenommen werden soll. Auch die Art des Wirkstoffs kann den Zeitpunkt des Einnehmens bestimmen. Deshalb werden einige Arzneimittel unmittelbar vor oder auch direkt beim Essen eingenommen.

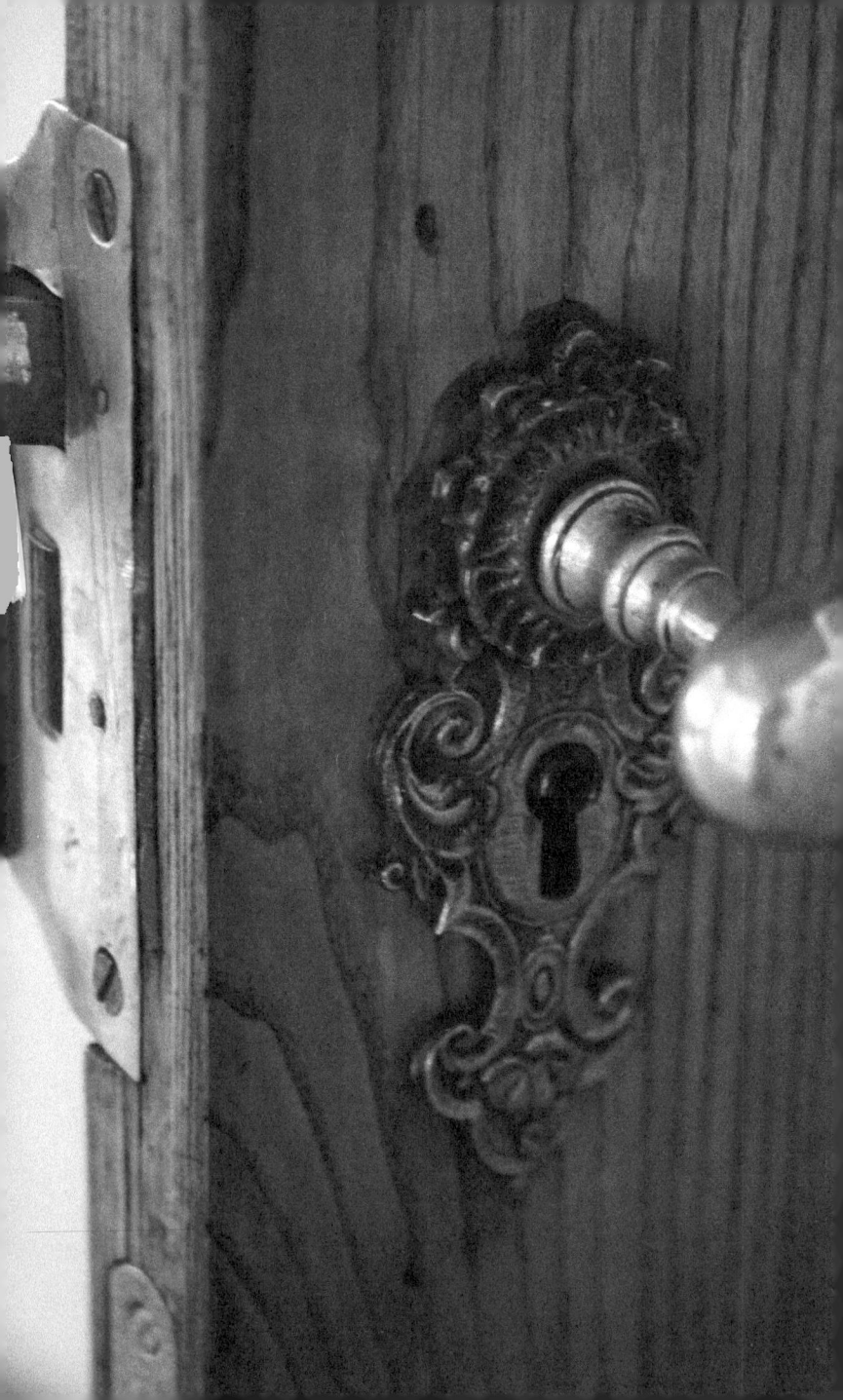

DAS ZUHAUSE OPTIMAL GESTALTEN

Möglichst lange in der eigenen Wohnung leben, das ist ein erstrebenswertes Ziel. Also heißt es, nur wenig vom Gewohnten verändern, aber viel Orientierung und Sicherheit schaffen.

WOHLFÜHLORT ZUHAUSE

Das eigene Heim ist das Zentrum des Lebens, ein Ort der Sicherheit und der Entspannung. Für zunehmend Vergessliche gilt das umso mehr.

Schwinden die geistigen Kräfte, brauchen Menschen ein Umfeld, das ihnen vertraut ist. Für sie liegt Geborgenheit und Selbstständigkeit in ihren lieb gewonnenen, gewohnten Handgriffen, in Wegen, die sie blind finden, und in den Routinen, denen sie seit vielen Jahren täglich folgen. Gewohnheiten, die sich in der Tiefe ihres Gemüts eingenistet haben, geben ihnen Kraft und Orientierung.

SO WENIG WIE MÖGLICH, SO VIEL WIE NÖTIG

Was heißt das für die Pflegenden? Zurückhaltung! Möglichst keine Möbel umstellen, nichts umräumen. Falls nötig, möglichst unauffällig eingreifen und dabei die alte Ordnung vertrauter Gegenstände erhalten. Gelingt das, dann stehen die Chancen gut, dass ein vergesslicher Angehöriger noch lange Zeit eigenständig leben kann. Es gilt also,

die Wohnung etwas sicherer und smarter zu gestalten, ohne das Gewohnte zu sehr zu verändern. Trotzdem gibt es verschiedenste Möglichkeiten zur Optimierung, sie reichen vom simplen Haltegriff bis hin zu Umbaumaßnahmen im Bad. Hochoptimierte Technik kann zwar keine menschliche Fürsorge ersetzen. Sie kann auch keine absolute Sicherheit bieten, aber die Pflege doch erheblich erleichtern.

Häufig sind es jedoch gar nicht die großen Hightech-Wunder, sondern kleine Tricks, die alltägliche Probleme lösen. So empfinden verwirrte Menschen beispielsweise große Fensterflächen in der Dunkelheit oft bedrohlich, sie erscheinen ihnen wie schwarze Löcher. Die Lösung ist simpel: helle Vorhänge, die man zuziehen kann, sobald es draußen dunkel wird.

Müssen die gewohnten Teppiche, Tischdecken oder Kissen unbedingt ersetzt werden, lieber keine intensiven Muster wählen. Sie können den Kranken irritieren und ängstigen, weil er darin vielleicht Tiere erkennt, Untiefen oder etwas anderes, was ihm bedrohlich erscheint. Also lieber helle einfarbige Stoffe aussuchen.

ABSOLUTES TABU: RADIKALES AUFRÄUMEN, MÖBEL ERNEUERN ODER UMSTELLEN! SOLCHE EINGRIFFE INS GEWOHNTE VERSTÄRKEN DIE UNSICHERHEIT. NOTWENDIGE VERÄNDERUNGEN ANKÜNDIGEN UND IN KLEINEN SCHRITTEN VOLLZIEHEN.

Kleine Maßnahmen, große Wirkung

Es gibt viele Möglichkeiten, das gewohnte Leben mit einfachen Mitteln zu verbessern. Was wirklich nützt, entscheidet die persönliche Situation. Und manchmal muss ein wenig ausprobiert werden.

- Das alternde Auge benötigt besonders gutes Licht. Deshalb Lampen nutzen, die weder tiefe Schatten produzieren noch blenden. Profis empfehlen eine Beleuchtungsstärke von 500 Lux und mehr. Deckenfluter und LED-Tageslichtbirnen schaffen eine natürliche Stimmung in den Räumen. Für nachts sanfte Leuchten mit Bewegungsmelder verwenden oder den Weg zum WC mit Lichtschläuchen markieren, die die ganze Nacht leuchten oder ebenfalls auf einen Bewegungsmelder reagieren.
- Weiße Lichtschalter auf einer weißen Wand sind in späten Stadien der Demenz oft nicht mehr gut zu erkennen. Farbige Abdeckrahmen helfen, es gibt sie für wenig Geld, auch bei Anbietern im Internet. Sonst den Schalter mit einem Anstrich oder bunten Klebebändern wirksam von der Umgebung absetzen.
- Die Wohnung nach Gefahrenquellen durchforsten. Reinigungsmittel, Medikamente und giftige Substanzen sicher verwahren, um Verwechslungen mit Essbarem oder Kosmetika zu vermeiden. Kerzen durch LED-Kerzen ersetzen. Rauchmelder in den Räumen anbringen.
- Falls noch nicht vorhanden, eine Abschaltautomatik für den Herd erwägen. Sie macht die Küche sicherer. Nach einer eingestellten Zeit kappt sie die Stromzufuhr und verringert die Gefahr eines Brandes. Ein nachträglicher Einbau ist meist unkompliziert.
- Überprüfen, ob Geräte wie Wasserkocher, Kaffeemaschine oder Bügeleisen eine Abschaltautomatik besitzen und ordnungsgemäß angeschlossen sind.
- Die Eingangstür mit einem Schloss versehen, das eine sogenannte Notfunktion besitzt. Solche Schlösser lassen sich auch von außen öffnen, wenn einmal innen ein Schlüssel steckt.
- Für eine bessere Orientierung die Türen innerhalb der Wohnung offen lassen und so befestigen, dass sie nicht aus Versehen zufallen. Eventuell auch die Türen von Schränken aushängen, um den Inhalt sichtbar zu machen. Oder die Türen mit Schildern, Fotos oder Aufklebern kenn-

zeichnen (Pictogramme können helfen, siehe Seite 171). Die Orientierungshilfen auf Augenhöhe anbringen, damit sie wahrgenommen werden.

- Dafür sorgen, dass die Möbel fest stehen, damit der Pflegebedürftige sich daran zur Not festhalten kann, falls er unsicher geht oder einmal stolpert. Auch Handläufe und Haltegriffe können dabei helfen, Stürze zu vermeiden.
- Stolperfallen wie Teppiche, Stromkabel oder Schwellen entschärfen oder entfernen. Teppiche mit Antirutschunterlagen versehen oder befestigen.
- Die Heißwasserversorgung auf eine relativ niedrige Temperatur einstellen, um Verbrühungen zu vermeiden. Damit Wasch- und Spülbecken nicht überlaufen können, den Stöpsel entfernen. Zum Abwaschen lässt sich eine Plastikschüssel in die Spüle setzen. Es gibt in Sanitärgeschäften auch spezielle Systeme, die vor auslaufendem Wasser warnen.
- Leidet der Kranke unter Ängsten, wenn er sein eigenes Bild sieht, sollte man ein Tuch über den Spiegel hängen oder den Spiegel ganz entfernen.
- Wenn man sich in anderen Teilen des Hauses aufhält, hilft ein Babyphon, um zu hören, ob mit dem Pflegebedürftigen alles in Ordnung ist.
- Wenn nötig, nächtliche Lärmbelästigung vermindern, dabei helfen dicke Vorhänge oder Innenfensterläden.
- Einen Hocker mit wasserfester Oberfläche und rutschsicheren Beinen anschaffen, wenn der Pflegebedürftige im Bad nicht lange stehen kann. Im Baumarkt finden sich viele weitere Hilfsmittel wie klappbare Aufstehbügel, die man am WC anbringen

kann, und WC-Aufsätze, die für eine komfortable Sitzhöhe sorgen. Auch eine Einstiegshilfe für die Badewanne kann nützlich sein, ebenso Stützgriffe, die neben das Waschbecken montiert werden.

BEI ALLER VORSICHT: PFLEGENDE ÜBERSCHÄTZEN DIE RISIKEN OFT. LAUT STATISTIK WERDEN MEHR WOHNUNGSBRÄNDE DURCH DIE UNACHTSAMKEIT JUNGER ERWACHSENER AUSGELÖST ALS DURCH ÄLTERE MENSCHEN.

SICH FREI BEWEGEN UND NACH HAUSE FINDEN

Eines der größten Probleme ist die Neigung vieler Kranker, die eigenen vier Wände zu verlassen, weil sie beispielsweise meinen, dass sie zur Arbeit müssen, oder weil sie »nach Hause« wollen und dabei ihre früheren Wohnadressen ansteuern. Fachleute schätzen, dass mehr als jeder zweite an einer Demenz Erkrankte diese sogenannten Hin- oder Weglauftendenzen zeigt. Dabei verirren sich die Betroffenen leider häufig.

Besorgte Pflegende können dann entweder die Türen absperren oder sich durch einen sogenannten GPS-Tracker entlasten. GPS ist das Kürzel für Global Positioning System, übersetzt: globales System zur Positionsbestimmung. Es kann bis auf wenige Meter genau anzeigen, wo sich eine Person befindet.

Wird ein vergesslicher Mensch mit einem solchen Tracker ausgestattet, lässt sich sein Weg nachverfolgen und man sieht, wo er sich gerade aufhält.

Ein echtes Dilemma

Das wohl größte Leiden eines Demenzkranken ist die Einschränkung seiner Freiheit. Was tun wir jemandem an, wenn wir ihn einsperren, weil er sich in der Welt nicht mehr zurechtfindet? Aber darf man einem wanderlustigen unruhigen Menschen deswegen einfach einen digitalen Spion mitgeben? Sind Sensoren oder Überwachungskameras in seiner Wohnung überhaupt erlaubt? Ist die persönliche Überwachung durch einen Menschen humaner als die digitale?

Keine dieser Fragen ist leicht zu beantworten. Einerseits soll die Selbstständigkeit der Pflegebedürftigen ermöglicht und gefördert werden, andererseits wollen wir verhindern, dass etwas Schlimmes passiert. Pflegende müssen auch Risiken in Kauf nehmen, um den Angehörigen ein gutes Leben zu ermöglichen. Sonst kann das Zuhause ganz leicht zum Gefängnis werden.

Das Dilemma löst sich auf, wenn man ihr Einverständnis besitzt. In frühen Stadien der Krankheit dürften die meisten wohl zustimmen, ein digitales Ortungssystem (GPS-Tracker) mitzunehmen, damit man sie finden kann, wenn sie allein unterwegs sind und sich verlaufen haben. Es ist sicher auch eine gute Idee, die Möglichkeiten von Hightech-Pflegehelfern in einer Patientenverfügung zu berücksichtigen (siehe Seite 167). Aber was tun, wenn es diese Zustimmung in späten Phasen der Krankheit nicht gibt? Sollen wir dann die Türen abschließen und den unruhigen Angehörigen mit allen nur denkbaren Tricks zu Hause festhalten – letztlich gegen seinen Willen?

Oder ist es nicht für beide Seiten besser, wenn dem Pflegebedürftigen technische Systeme etwas von seiner gewohnten und geschätzten Unabhängigkeit ermöglichen? Sonst gerät die

LOKALISIERUNG PER SMARTPHONE

Sehr einfach wird es, den Kranken zu orten, wenn er daran gewöhnt ist, ein Smartphone bei sich zu haben. Es muss nur eine entsprechende App installiert werden. Die lässt sich sogar so einstellen, dass sie den Pflegenden per SMS informiert, sobald der Kranke ein bestimmtes Ziel erreicht hat. Das kann bei Menschen, die immer wieder zu ihrem früheren Arbeitsplatz oder zu einer ehemaligen Adresse gehen, sehr nützlich sein.

Es hilft natürlich alles nichts, wenn derjenige sein Smartphone zu Hause vergessen hat. Prinzipiell aber funktionieren solche technischen Ortungssysteme überall dort, wo es Mobilfunkempfang gibt, also nicht lückenlos, jedoch in den meisten Situationen. Sie können wertvolle Dienste leisten, wenn die Anbieter sicherstellen, dass personenbezogene Daten vor dem Zugriff Unbefugter geschützt werden.

CHECKLISTE WOHNEN

Folgende Punkte sollten bezüglich der Wohnsituation geklärt werden. Gegebenenfalls muss nachgerüstet oder umgebaut werden, wobei es sinnvoll ist, dem Pflegebedürftigen so wenige Veränderungen seines gewohnten Umfeldes zuzumuten wie möglich.

* Hat der Zugang zum Haus ein Treppengeländer?
* Ist alles gut beleuchtet? Eventuell mit Bewegungsmelder?
* Sind die Treppenstufen mit einem rutschhemmenden Belag gesichert?
* Gibt es rechts und links an den Treppen einen Handlauf?
* Ist die Kellertreppe beleuchtet, sind die Stufen sicher?
* Könnte man zwischen den Etagen des Hauses zum Ausruhen vielleicht eine Sitzmöglichkeit bereitstellen?
* Sind die Türen zur Wohnung und innerhalb davon breit genug für den Rollator oder den Rollstuhl? Auch im Bad?
* Ist die Toilette mit einem Rollstuhl oder Rollator erreichbar?
* Gibt es Haltegriffe an Badewanne, Dusche und Toilette?
* Sind Lichtschalter vom Bett aus erreichbar?
* Ist das Bett auch mit Gehhilfen zugänglich?
* Lässt sich das Bett in der Höhe anpassen und auch ganz absenken? Ist möglicherweise ein Pflegebett notwendig?

Pflege am Ende womöglich zum unerträglichen Gefängnis, gegen das der Kranke mit Wut protestiert.

Es gilt, seinen vermutlichen Willen zu erfüllen. Viele, die nicht mehr in der Lage sind, der neuen Technik objektiv zuzustimmen, würden sie vielleicht vorziehen, wenn sie die Wahl zwischen einem menschlichen und einem digitalen Bewacher hätten. Wie man sich bei der Nutzung der digitalen Pflegehilfen entscheidet, ist also auch eine Frage der Persönlichkeit des Kranken und seiner Lebenssituation.

Umbauen, damit Pflege gelingt

Eigentümer einer Wohnung können mehr tun, um sie barrierefrei und altengerecht umzugestalten und damit die Pflege zu erleichtern, als es Mieter meist können. Es ist allerdings oft sehr teuer. Für die notwendigen Maßnahmen bieten Bund, Länder und Kommunen jedoch zahlreiche Fördermöglichkeiten. Mal hilft die Pflegeversicherung, dann wieder die Krankenkasse, die Agentur für Arbeit, das Sozialamt oder der Staat. Es lohnt also, sich durchzufragen (siehe auch Infokapitel ab Seite 164).

Alltagsgeschichten

MAMA ALLEIN ZU HAUS

Natürlich wissen alle Bewohner des Hauses, dass die betagte Nachbarin in der Erdgeschosswohnung ein bisschen vergesslich geworden ist. Schließlich musste schon zweimal der Schlüsseldienst kommen, weil sie den Schlüssel innen stecken ließ und sich ausgesperrt hatte. Die Tochter und der Schwiegersohn leben im Nachbarort und wollten die 80-Jährige damals bereits in ihre Nähe holen. Doch die alte Dame entschied sich dagegen. Sie will lieber weiter allein leben, um frei entscheiden zu können, wie sie ihren Tag gestaltet.

DIE UMGEBUNG HILFT GERN

Sie geht täglich zum Einkaufen, kocht für sich selbst und ist selbstbewusst genug, um in den Läden der Umgebung zu sagen: »Ich habe Demenz, deshalb finde ich mich nicht immer zurecht oder frage öfter mal nach.« Mit ihrer Offenheit hat die vergessliche Frau beste Erfahrungen gemacht, denn die meisten Menschen reagieren sehr freundlich und unterstützen sie. Viele gehen beim nächsten Treffen sogar direkt auf sie zu und bieten Hilfe an.

SELBSTBESTIMMT LEBEN

Ihre Familie sorgt sich trotzdem und fürchtet, dass ihr Alleinleben zu einem Risiko wird. »Was ist«, fragt die Tochter sie immer wieder, »wenn du hinfällst und niemand zu Hilfe kommt?« Die alte Frau fürchtet sich zwar selbst manchmal ein bisschen, will aber von einem Umzug nichts wissen.

Es ist der technikbegeisterte Schwiegersohn, der schließlich eine Lösung für das Dilemma findet. Er hat auf der staatlich geförderten Internetplattform www.wegweiserportal.de Informationen über ein digitales Beobachtungssystem gefunden, das man installieren kann, um aus der Distanz die Aktivitäten einer Person wahrzunehmen. Es dient dazu, Einblick zu gewinnen, wo sich diese im Laufe des Tages aufhält oder welche Geräte des Hauses sie bedient. Die Sensoren übermitteln die Informationen an ein internetbasiertes Portal. Dort werden die Räume der Wohnung aufgelistet und es werden die Uhrzeiten ergänzt, zu denen die Person sich dort aufgehalten hat. Wenn ungewöhnliche Bewegungsmuster auftreten, wird die Familie alarmiert.

»Wäre das nicht etwas für uns?«, fragt der engagierte Mann seine Schwiegermutter eines Tages. »Du kannst weiter allein wohnen, aber wir sind schnell bei dir, wenn es dir mal nicht gut geht.« Sie nickt zustimmend.

PFLEGE 4.0? DANK HIGHTECH

Die unglaublichsten Erfindungen können uns heute den Alltag erleichtern – auch in der Pflege. Was von den technischen Raffinessen taugt im Alltag?

Hightech oder Pflegeheim? Die Antwort der Deutschen ist eindeutig: 83 Prozent der Bundesbürger können sich vorstellen, Roboter und Hightech zu Hause zu nutzen – wenn sie dadurch im Alter länger in den eigenen vier Wänden wohnen könnten. Das hat das Bundesministerium für Bildung und Forschung (BMBF) in einer Umfrage herausgefunden. Aber welche technische Unterstützung hilft im Alltag?

ZAHLREICHE KLEINE HELFER

Für allein lebende Kranke gibt es schon lange Notrufsysteme. Wer sich nicht mehr gut orientieren kann, braucht dabei drei Funktionen: Notruf, Telefon und Positionsbestimmung. Die Wohlfahrtsverbände (siehe Infokapitel ab Seite 164) bieten gegen monatliche Gebühren solche Systeme an. Ob sie sich im Alltag eines vergesslichen Menschen tatsäch-

lich bewähren, hängt von dessen Gewohnheiten, der Lebenssituation und dem Stadium der Demenz ab. Es könnte sein, dass die Kranken nicht in der Lage sind zu entscheiden, wann sie Hilfe benötigen, und den Notruf unkontrolliert betätigen. Es lohnt aber in jedem Fall, vor einem Vertrag die Konditionen zu prüfen. Pflegekassen übernehmen einen Teil der Kosten.

Hilfe für jede Lage

Zahlreiche technische Mittel können helfen, ein selbstbestimmtes Leben zu führen. Die meisten sind bei großen Internetversendern zu bestellen. Medikamentenspender zum Beispiel, die eine vorbestimmte Dosis automatisch bereitstellen und entsprechend einer einprogrammierten Zeiteinstellung vergessliche Menschen an die Einnahme erinnern. Eine Hilfe für Schwerhörige ist beispielsweise ein akustischer Türklingelsender, der in

Kombination mit einem passenden Empfänger die Umwandlung akustischer in optische Signale ermöglicht. Wer nicht mehr gut hört, sieht dann, dass jemand an der Tür klingelt.

Nützlich ist auch ein Wasserregulator, der vor einer Verbrühung warnt und außerdem auch vor überlaufendem Wasser, wenn eine Person die Badewanne, ein Wasch- oder Spülbecken einlaufen lässt.

Bewegungsgesteuerte Lichtschalter, Großtastentelefone mit Bildern, Sensormatten und Dusch-WCs mit diskreter Fernbedienung sind erst der Anfang. Durch die rasante Entwicklung technischer Möglichkeiten wächst die Chance auf neue Lösungen. Ideal ist Technik, die anspruchslos im Hintergrund funktioniert. So können Pflegende über Innenkameras im Haus und Außenkameras im Garten sehen, was vor sich geht, ohne den Pflegebedürftigen ständig persönlich zu bewachen. Falls er Hilfe braucht, ist trotzdem schnell jemand zur Stelle.

KLAR: HIGHTECH KANN DIE LEBENSQUALITÄT VERBESSERN. SIE SOLL UNS DIENEN UND VIELES ERMÖGLICHEN, ABER SIE DARF NICHT ENTMÜNDIGEN ODER MENSCHLICHE ZUWENDUNG ERSETZEN.

Sensoren erkennen offene Fenster und Türen. Sie ermöglichen die Kontrolle über Licht, Wärme, Strom und viele Elektrogeräte. Die Beleuchtung kann sogar dem Tagesablauf angepasst werden, von Sonnenaufgang bis Sonnenuntergang und bis zur Nacht mit unterschiedlicher Beleuchtungsstärke und Lichtfarbe. Das ist vor allem dann hilfreich, wenn beim Kranken der Rhythmus von Tag und Nacht gestört ist.

Jede Menge nützliche Ideen

Neue Technik vereinfacht den Alltag auch bei Inkontinenz und verhilft Pflegebedürftigen zu Eigenständigkeit, wenn die Toilettenspülung zusammen mit einer Dusche für den Intimbereich per Fernbedienung möglich ist. Auf Stürze oder Bewegungslosigkeit reagieren smarte Sensoren am Fußboden. Sollte sich im Haus zu bestimmten Zeiten nichts rühren, benachrichtigt ein System die Pflegenden oder die Nachbarn. Es gibt sogar Rauchmelder und Alarmanlagen, die im Fall der Fälle Signale an die Angehörigen schicken, sodass umgehend Hilfe organisiert werden kann.

Auch für die Kontrolle des Herzschlags gibt es bereits technische Anwendungen. Und schlaue Blutdruckmessgeräte prüfen mehrfach täglich automatisch und senden die Ergebnisse an die Pflegenden oder machen die Werte für den Hausarzt zugänglich. In späten Krankheitsphasen kann wohl bald eine Puppe durch Sensoren das Befinden des Pflegebedürftigen erfassen, in Stress- oder Krisensituationen beruhigend wirken und Pflegenden so Unterstützung bieten.

Zu bedienen sind all diese technischen Wunder einfach über Apps für Smartphones und Tablets. Viele dieser Systeme werden dank staatlicher Hilfen rasant weiterentwickelt. Im Hinblick auf einen entspannten Pflegealltag lohnt sich also ein genauer Blick auf die smarte Technik.

TELEMEDIZIN: DIE MEDIZIN VON MORGEN

Der Besuch in einer Arztpraxis ist belastend – für die Pflegebedürftigen ebenso wie für ihre pflegenden Angehörigen. Abhilfe schafft hier nun bald eine ganze neue Form der Patientenbetreuung. Unter dem Motto »Daten statt Menschen transportieren« könnte die Telemedizin nämlich auch verwirrten und vergesslichen Patienten unnötige Wege und anstrengende Begegnungen ersparen.

Digitale Angebote

»Muss ich mit meinem pflegebedürftigen Angehörigen wegen eines Hautausschlags zu einem Arzt? Was bedeutet der neue Befund? Ist der Husten vielleicht die Nebenwirkung eines neuen Medikaments?« Solche Fragen gehören zum Alltag von Pflegenden. Wie praktisch wäre es, wenn sie wegen solcher Dinge keine langen Anfahrtswege mehr in Kauf nehmen und stundenlang mit einem an Demenz erkrankten Menschen in einem Wartezimmer herumsitzen müssten, sondern den Arzt einfach auf den Bildschirm zaubern könnten.

Viele Menschen mit Gedächtnisproblemen lassen sich nur schwer zu einem Besuch beim Arzt überreden. Im Wartezimmer werden sie zappelig und fragen immer wieder »Wann bin ich dran?« oder sie wollen unbedingt sofort wieder nach Hause gehen. Und nicht jeder Arzt hat die Möglichkeit, Hausbesuche zu machen. Auch in dieser Hinsicht wäre es ideal, wenn Ärzte ihren Patienten per Internet helfen könnten.

Für diesen schnellen digitalen Zugang wurde der Begriff Telemedizin geprägt. Er steht für eine ärztliche Versorgung, die in den Bereichen Diagnostik, Therapie und Rehabilitation mithilfe von Kommunikationstechnologien erbracht wird. Das Spektrum umfasst mittlerweile nahezu alle medizinischen Fachgebiete. So werden beispielsweise Schlaganfallpatienten in mehreren Bundesländern auf sogenannten Tele-Stroke-Units behandelt, wenn keine reguläre Fachabteilung in erreichbarer Nähe ist. Per Telemedizin kann der Notarzt auch einen Rettungssanitäter aus der Ferne unterstützen.

Vieles möglich, aber alles noch im Versuchsstadium

Auf vielen weiteren Gebieten werden telemedizinische Verfahren heute wissenschaftlich geprüft und erprobt. Das meiste geschieht zurzeit noch in Modellprojekten. Dort können die Ärzte Patienten und deren Betreuer umfassend beraten, eine Therapie anordnen und sogar Rezepte ausstellen. In Umfragen zeigten sich fast alle angetan, die bereits Erfahrungen mit solchen Videosprechstunden gemacht hatten.

BIS SIE IM ALLTAG EINES PFLEGENDEN ANKOMMT, BRAUCHT DIE TELEMEDIZIN WOHL NOCH EINE WEILE, OBWOHL DIE TECHNISCHEN MÖGLICHKEITEN BEREITS VORHANDEN SIND.

Es ist auch die Berufsordnung der Ärzte, die den Prozess behindert, denn sie verbietet die Behandlung aus der Ferne. Ärzte dürfen ihre Patienten nicht ausschließlich über das

Telefon oder eine Videoschaltung kurieren, sondern müssen sie auch persönlich untersuchen. Hier besteht daher unbedingt Bedarf einer Prüfung und Nachbesserung vonseiten der Gesetzgebung.

Nützliche Anwendungen, sinnvoll eingesetzt

Sich eine Zweitmeinung einzuholen oder sich einen Therapievorschlag von einem Profi noch einmal erklären zu lassen, das ist heute bei den meisten Medizinern schon auf dem virtuellen Weg möglich, eine Diagnose zu bekommen hingegen nicht. Immerhin gibt es seit 2017 Online-Videosprechstunden (gesund.bund.de/online-videosprechstunde), deren Kosten die Krankenkassen übernehmen. Dabei soll es hauptsächlich um Nachsorge- und Kontrolltermine gehen, wenn Arzt und Patient sich zuvor bereits persönlich kennenlernen konnten. Die Telemedizin kann zwar den regulären Arztbesuch in absehbarer Zeit nicht ersetzen, aber den Pflegenden von Menschen mit einer Demenzerkrankung eine wichtige Unterstützung bieten. Patienten und deren Betreuer können den Service oftmals heute schon in Anspruch nehmen. Es lohnt sich also, bei der Krankenkasse nachzufragen und zu Hause die technischen Voraussetzungen zu schaffen. Pflegende benötigen neben der Internetverbindung nur einen PC oder ein Notebook mit Mikrofon, Lautsprecher und einer Internetkamera. Und natürlich muss die entsprechende Arztpraxis auch dafür ausgerüstet sein.

Den Ablauf eines digitalen Arztbesuchs kann man sich ungefähr so vorstellen: Eine Software lässt Betreuer und Patient ins virtuelle Wartezimmer ein. Erst wenn der Arzt sich mit seiner Webcam einschaltet, sehen sich die Gesprächspartner und können miteinander reden. Zusätzlich können sie Bilder und Dateien austauschen. Es können alle anfallenden Fragen gestellt und beantwortet werden, der Arzt kann sich ein Bild vom Zustand des Patienten machen und gegebenenfalls Ratschläge erteilen oder die nötige Medikamentierung anpassen.

UNGEKLÄRTE FRAGEN

Doch die digitale Medizin birgt auch Konfliktstoff. Denn telemedizinische Anwendungen erzeugen riesige Datenmengen, die irgendwo sicher gespeichert werden müssen. Es gehört zu den zentralen Aufgaben der Politik, das digitale Zeitalter in die Rechtsordnung unserer Gesundheits- und Pflegesysteme zu überführen. Die Debatte um die Grenzen der neuen Möglichkeiten wird wahrscheinlich anhalten. Denn eine Nutzung der Daten, die gestern anstößig war, kann morgen Leben retten. Und was morgen Leben rettet, kann übermorgen mit der Freiheit der Bürger bezahlt werden. Ohne eine schützende Rechtsordnung würden Konzerne einsteigen, bei denen Datenhandel zum Geschäftsmodell gehört. Das kann weder den Pflegenden noch den Patienten recht sein.

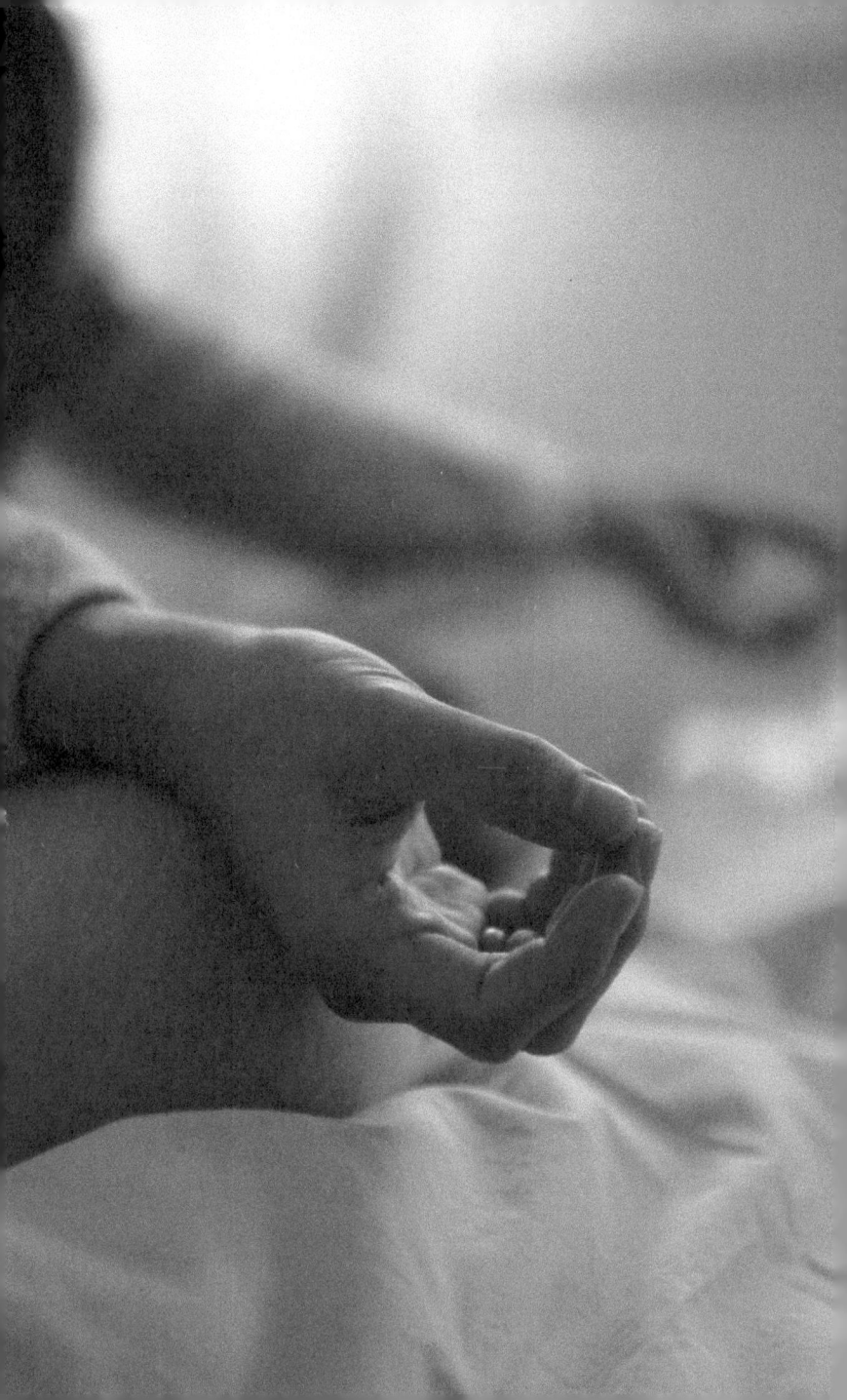

ERSTE HILFE FÜR HELFER

Sich selbst helfen, um anderen helfen zu können – das ist ein wesentlicher Grundsatz für Pflegende. In der Praxis muss er meist recht mühsam erlernt werden. Doch er lohnt – und belohnt beide Seiten.

SEELISCH AUSSER PUSTE

Bei aller Liebe, bei aller Motivation: Pflegen kann an die Substanz gehen. Vor allem die Langzeitpflege. Was tun, wenn die Nerven allmählich blank liegen?

Schönreden hilft nicht. Häusliche Pflege bedeutet, sich täglich mit den Leiden, Launen und Eigenheiten eines schwer Erkrankten auseinanderzusetzen. Pflege verändert das Leben. Es ist normal, wütend zu werden, wenn der Pflegebedürftige jedes Mal eine Szene macht, sobald er sich waschen soll. Und natürlich fühlt sich jeder erschöpft, der nicht durchschlafen kann, weil sein Schützling jede Nacht um Hilfe ruft oder herumwandert. Es nervt auch, wenn gerade wieder die Lieblingsanekdote erzählt wird – zum zehnten Mal.

Bei der Entscheidung, jemanden zu pflegen, wird oft unterschätzt, wie lange man gebunden sein wird. Es können viele Jahre werden. Dann ist es oft schwer, die eigene Autonomie aufrechtzuerhalten. Als Helfer erlebt man außerdem selten die Anerkennung, die einem eigentlich zusteht. Wenig Beifall bei dauerhaft großer Anstrengung, das macht traurig und erzeugt Stress. Besonders die Gleichgültigkeit ihres Umfelds erleben Pflegende als frustrierend. Dabei sind sie die Helden unserer Zeit. Wer sich für sichere Krötenwege oder gegen Walfang einsetzt, bekommt gewöhnlich mehr Beifall.

DIE INNERE REALITÄT DER PFLEGENDEN

Das Gefühl, gleich vor Zorn zu platzen, kennen wir alle, Mütter ebenso wie Väter, Arbeitnehmer wie Chefs – und natürlich auch Pflegende! Gerade die Engagierten kämpfen sich durch eine nicht endende Flut von Aufgaben und sammeln dabei ihren Frust über Wochen oder Monate, bis er schließlich herausmuss. Wenn sie ausrasten, liegt oft ein langer Weg unterdrückter Gefühle hinter ihnen.

Die Frage ist also: Wie konnte es so weit kommen? Was zeigt die Wut? Was muss geändert werden? Ein sachlicher Blick auf die Ursachen lässt sich für die Zukunft in ein besseres Management der Pflege umsetzen. Quält einen das ständige Angebundensein? Fehlen zeitliche oder finanzielle Entlastungsmöglichkeiten? Sind die Pflegehilfsmittel möglicherweise unzureichend?

Entlastende Gespräche

Menschen, die einen vergesslichen Angehörigen pflegen, empfinden es bereits als wohltuend und als eine große Erleichterung, wenn sie mit jemandem über ihre Situation sprechen können.

Als Pflegender möchte man gern sein Herz ausschütten und über das Leben mit einem an Demenz Erkrankten reden. Aber mit wem? Wer sich am Rande seiner Nervenkraft und seelisch extrem belastet fühlt, bespricht vielleicht mit dem Hausarzt, ob eine Psychotherapie sinnvoll ist. Auch in vertraulichen Gesprächen mit anderen Betroffenen oder beispielsweise Geistlichen kann man sich manches von der Seele reden.

Es gibt viele Möglichkeiten:

- Anrufe bei der Telefonseelsorge oder bei anderen Notfalltelefonen
- Unterhaltungen bei Angehörigentreffs
- Teilnahme an Selbsthilfegruppen
- Psychologische Online-Beratung (siehe Infokapitel ab Seite 164)
- Gespräche mit den Seelsorgern des Ortes oder der Gemeinde
- Behandlung beim Psychotherapeuten

MITLEIDEN MACHT KRANK

Sehen wir uns die eigenen Gefühle in einer ruhigen Minute einmal genau an. Wie pflegen wir? Warum tun wir es? Leitet uns das Mitgefühl, können wir uns einfühlen und verstehen, was der Pflegebedürftige im Moment braucht? Oder ist es Mitleid, ein Gefühl des Leidens? Mitleiden, sich also tief in das Befinden des Angehörigen hineinzuversetzen, das überfordert jeden und macht auf Dauer krank. Fehlt uns der notwendige innere Abstand, spüren wir das Leid des anderen wie am eigenen Körper. Dann gelingt es uns nicht mehr, den Zustand des Gepflegten positiv zu beeinflussen.

Wenn wir mitfühlen, uns aber nicht in seinem Leiden verlieren, können wir seine Bedürfnisse wahrnehmen und seine Situation verbessern. Während das totale Eintauchen in das Leid des anderen zur Erschöpfung führt, ist aktives Mitgefühl ohne die Aufgabe der eigenen Bedürfnisse produktiv.

EINE SMS AN DIE FREUNDE

»Ihr wisst, ich versorge meinen vergesslichen Angehörigen. Dieser Job bindet mich sehr ans Haus. Deshalb melde ich mich nicht mehr so oft wie früher. Doch eure Freundschaft fehlt mir. Warum kommt ihr nicht öfter mal vorbei? Ehrlich gesagt: Ich wünsche mir auch ein bisschen Hilfe bei meiner Aufgabe.«

Deshalb ist es hilfreich, möglichst regelmäßig in eine Selbsthilfegruppe zu gehen, mit anderen Angehörigen und mit ausgebildeten Beratungskräften ausführlich über die Probleme zu reden und sich Rat zu holen.

Im akuten Fall, wenn einem plötzlich die Nerven versagen, kann ein spontaner Anruf bei einem Beratungstelefon bereits spürbar entlasten (siehe Infokapitel ab Seite 164). Problemgespräche dieser Art sind übrigens als sogenannte Fallbesprechungen auch in der Profipflege üblich.

DEN SCHRITT IN DIE ÖFFNUNG WAGEN: OHNE AUSTAUSCH MIT ANDEREN MENSCHEN UND DEREN EMOTIONALE UNTERSTÜTZUNG GELINGT AUF DAUER KEINE ERFREULICHE PFLEGESITUATION.

Anzeichen von Überlastung

Bemerken Pflegende, dass sie überfordert sind, brauchen sie handfeste Helfer – oder sie müssen auf Profipflege umschalten. Wichtige Alarmzeichen sind:

- Ein grundlegendes Gefühl der Erschöpfung macht sich breit.
- Der Schlaf ist gestört.
- Hilflosigkeit und Schuldgefühle quälen.
- Gereizte Reaktionen wie Ungeduld und Wutanfälle werden häufiger.
- Eigene Bedürfnisse treten zunehmend in den Hintergrund.

- Hohe Blutdruckwerte deuten auf eine grundlegende Anspannung.
- Mahlzeiten werden unregelmäßig.
- Die Abwehrkräfte schwinden, häufige Infekte schwächen.
- Wandernde Schmerzen, Rücken-, Gelenk- und Kopfschmerzen, Herz- und Magenbeschwerden machen sich bemerkbar.

GUTE ZIELSETZUNGEN

Es gibt immer wieder Situationen, in denen Pflegende am Sinn ihrer Bemühungen zweifeln. Wer sich Ziele setzt, die er nie erfüllen kann, verschleißt sich. Lautet die Diagnose fortgeschrittene Demenz, kann das Ziel nicht sein, den Angehörigen wieder gesund zu machen, sondern vielleicht, so lange wie möglich eine gute Zeit miteinander zu haben – oder mindestens einmal am Tag miteinander zu lachen.

Sind wir auf finanzielle Zuwendungen des pflegebedürftigen Angehörigen angewiesen, kann das Ziel auch heißen, dafür einen richtig guten Job abzuliefern und ihm zu ermöglichen, so lange wie möglich zu Hause zu bleiben. Ein guter Vorsatz wäre auch, mit den eigenen Kräften hauszuhalten und eine Balance zwischen Pflege, dem eigenen Wohlbefinden und den Ansprüchen der übrigen Familie zu finden.

Wer mit dem Pflegebedürftigen alte Rechnungen offen hat und vielleicht sogar noch echten Groll hegt, hat es schwer. Doch manchmal gelingen auch in einer belasteten Beziehung eine späte Versöhnung und eine zärtliche neue Nähe. Wenn die Zeit des Loslassens kommt, kann es deshalb auch ein Ziel sein, jetzt noch schöne Momente für sich und den Angehörigen zu gestalten.

Alltagsgeschichten

VON FÜRSORGLICH BIS WÜTEND

»Das bisschen Pflege, was ist das schon?«, dachte die tatkräftige Mitfünfzigerin anfangs, als ihre Mutter zu ihr zog, weil sie ein bisschen vergesslich wurde. »Das mach ich doch mit links nebenbei«, meinte sie und ließ sich im Pflegestützpunkt erklären, wie Anträge richtig ausgefüllt und Hilfsangebote klug kombiniert werden. Damals war ihre betagte Mutter noch ziemlich selbstständig, half gern mal beim Kochen und ging mit zum Supermarkt. Die beiden konnten ihren Alltag genießen.

Drei Jahre später sieht es anders aus. Die Demenz der Mutter war schneller als gedacht fortgeschritten, sie war zum alles bestimmenden Mittelpunkt im Leben der Pflegenden geworden. Freunde bleiben weg, sie selbst kommt kaum noch aus dem Haus. Das Geld ist knapper. Klar, als gute Tochter will sie ihre Mutter liebevoll mit allem versorgen, was nötig ist. Aber sie spürt mehr und mehr, dass ihr das nicht mehr gut gelingt. Immer schneller wird sie ungeduldig und laut, kann die eigenen aggressiven Gedanken kaum noch abwehren. Dabei weiß sie nicht einmal, ob sich ihr Zorn auf die Mutter richtet oder auf die Krankheit.

NOTRUF IN DIE WEITE WELT

Eines Abends wählt sie die Nummer der Telefonseelsorge. Sie braucht einfach jemanden, der ihr zuhört. Die freundliche Stimme am anderen Ende kennt die Probleme pflegender Menschen. Sie rät ihr, den Kontakt zu Gleichgesinnten und Betroffenen aufzunehmen.

Leichter gesagt als getan. Die Selbsthilfegruppe für pflegende Angehörige trifft sich einmal die Woche weit weg in der Nachbargemeinde. Sie selbst ist oft zu Hause angebunden, kann nur selten hingehen. Doch dann entdeckt sie ein soziales Netzwerk im Internet. Dort in einem Chatroom für Betroffene tauschen Menschen aus ganz Deutschland ihre Pflegeerfahrungen aus. Es tut ihr gut zu lesen, was die anderen schreiben. Sie profitiert von deren Erfahrungen und bekommt Ideen ins Haus geliefert, die ihr Leben erleichtern.

ONLINE-GRUPPEN OHNE SCHAM

Am meisten genießt sie den Freiraum, den das Netzt ihr bietet. Weil sich Nutzer einen Codenamen oder Spitznamen zulegen, bleibt die Anonymität gewahrt. So macht es ihr die digitale Kommunikation leichter, ihre Gefühle zu äußern. Endlich darf sie auch ihre Wut mal zeigen. Und nach langen schwierigen Pflegetagen kann sie sich auch um 11 Uhr abends noch an den Rechner setzen und einem Leidensgenossen ihr Herz ausschütten oder sich an einer gerade laufenden Diskussion beteiligen.

RUHIG BLEIBEN, LOCKER WERDEN

Reizbar und aggressiv? Weinerlich und überfordert?
Verkrampfte Muskeln? Täglich Kopfschmerzen?
Wer solche Warnsignale der Überforderung an sich
wahrnimmt, muss dringend gegensteuern.

Es braucht Möglichkeiten, wieder zu sich zu kommen, aufzutanken und die Gefühle zu klären. Täglich neu im Kleinen. Regelmäßig für ein paar Tage im Großen. Täglich hilft beispielsweise Musik – ob aus dem Radio oder beim gemeinsamen Singen.

MUSIK BRINGT GEFÜHLE WIEDER IN TAKT

Es gibt viele Möglichkeiten, negative Empfindungen in den Griff zu bekommen. Musik ist eine davon. Wer sich vor lauter Ärger gerade in einen Streit stürzen möchte, legt besser seine Lieblingsmusik auf. Die hilft gegen Stress und schlechte Laune. Denn Musik kann zutiefst entspannen oder heiter energetisieren. Kaum jemand ist immun gegen ihre Magie. Viele setzen sich nach einem anstrengenden Pflegetag gern vor den Fernseher. Doch besser ist es, sich eine Viertelstunde hinzulegen, dabei andächtig Musik zu hören und an nichts anderes zu denken. Ein solches Ritual hilft beim Regenerieren und kann auf Dauer gesund halten. Musik ist, so glauben Forscher, für uns nicht bloß ein Zeitvertreib. Wer ihre Wirkung für sich nutzen möchte, muss sie jedoch intensiv wahrnehmen. Musikpädagogen sprechen dann vom »großen oder durchlebten Zuhören«. Wenn wir hingegeben lauschen, treiben tiefe Empfindungen an die Oberfläche, weil Töne unser Bewusstsein beeinflussen. Dabei gibt es keine Unterschiede zwischen Klassik und Pop, Musical, Jazz und Volksmusik. Alles, was gefällt, ist richtig. Unsere Gefühle kennen weder hoch- noch minderwertige Musik.

Für beide Seiten gut

Für die Pflegebedürftigen bedeutet Musik Freude und Teilhabe. Gemeinsames Singen hilft, herausfordernde Verhaltensweisen (ab

Seite 92) wie etwa Unruhe oder Misstrauen zu lindern. Also, immer wenn es in der Pflege eng wird, gemeinsam ein Lied singen. Selbst wer den eigenen Gesang schaurig findet, sollte unbekümmert einstimmen. Singen lockert nicht nur die Stimmbänder, sondern auch die Seele. Selbst erzeugte Takte und Töne wirken am intensivsten und streicheln die Belohnungssysteme in unserem Gehirn besser, als es jedes Festmenü könnte.

AB UND ZU MAL RAUS!

Tapetenwechsel tut gut. Und er ist wichtig, auch für Menschen, die hauptverantwortlich einen Angehörigen pflegen. Ein paar Tage Urlaub aller paar Monate müssen einfach drin sein. Sie tun nicht nur dem Pflegenden selbst gut, sondern auch dem Gepflegten: Der nämlich kann umso besser versorgt werden, wenn die Pflegekraft auch wirklich bei Kräften und entspannt ist.

Während der eigenen Abwesenheit können sich andere Angehörige um den Vergesslichen kümmern oder man arrangiert im Vorfeld eine Kurzzeitpflege – Angebote dazu gibt es ganz unterschiedlicher Natur (siehe ab Seite 155). Es muss einfach nur im Vorfeld organisiert werden.

URLAUB IST NICHT NUR MÖGLICH, SONDERN DRINGEND NOTWENDIG. DER ANGEHÖRIGE KANN DERWEIL IM HEIM MIT KURZZEITPFLEGE ODER IN DER TAGESPFLEGE VERSORGT WERDEN.

Nach einigen Tagen in einem anderen Umfeld und ohne die alltäglichen Belastungen schöpft der Körper Energie, der Geist entwickelt neue Zuversicht und was vorher kaum noch zu schaffen schien, wirkt plötzlich realistisch. Nicht wenige, die genervt wegfuhren, kamen mit neuen liebevollen Gefühlen zu ihrem Schützling zurück.

GEH AUS, MEIN HERZ, UND SUCHE FREUD

Lieder können zu Tränen rühren, Musik beeinflusst unsere Gefühle. Menschen mit einer Demenzerkrankung verlieren zwar geistige Fähigkeiten – doch sie können trotzdem altbekannte Lieder singen oder ein Instrument spielen.

Selbst wenn das Sprechen nicht mehr möglich ist, bleibt Musik ein Mittel der Kommunikation. Wer einen vergesslichen Menschen pflegt, kann diese Wirkung für sich selbst und für den Pflegebedürftigen nutzen. Ganz gleich, ob die Musik von der CD oder aus dem Radio kommt oder ob aktiv gemeinsam musiziert wird – vor allem vertraute Klänge erreichen auch einen Demenzkranken und berühren ihn im Innersten.

ICH BIN ECHT GESTRESST!

Der Schweizer Endokrinologe Hans Selye (1907–1982), ein Vorkämpfer der modernen Stressforschung, fand schon als Student heraus, dass wir auf dauerhafte Überforderungen und Belastungen stufenweise immer ähnlich reagieren. Er teilte die Belastung in drei Phasen ein. Heute wissen wir, dass Stress und Immunsystem eng miteinander zusammenhängen. Viele Organe reagieren auf schädlichen Stress mit Erkrankungen. Je früher Pflegende für regelmäßige Erholungsphasen sorgen, desto besser.

PHASE 1: DIE ALARMPHASE

Wir nehmen große Anforderungen der Pflege als Stress wahr und reagieren automatisch mit Abwehr- oder Fluchtgedanken auf die Situation. Dabei treiben Stresshormone unser Energielevel nach oben, wir fühlen uns erregt und fürchten uns gleichzeitig. Das allerdings motiviert und macht uns fit für die Lösung der anstehenden Probleme. In dieser Phase hat man genügend Kraft, sich Hilfe zu holen.

PHASE 2: DIE RESISTENZPHASE

Hält der Pflegestress jedoch ohne Erholungsmöglichkeit dauerhaft an, gehen die Energiereserven irgendwann natürlicherweise zur Neige. Wir fühlen uns überfordert, erschöpft und matt. Körper und Geist versuchen, sich zu erholen, sind dazu aber aufgrund der anhaltenden Belastung nicht immer in der Lage.

Die Folge: Wir reagieren gereizt und überzogen auf kleine Probleme. Versagensängste und Schuldgefühle plagen uns. Auch Schlafstörungen stellen sich oft ein. Spätestens jetzt müssen wir uns mehr Hilfe und ein gesundes Maß an Freizeit organisieren.

PHASE 3: DIE ERSCHÖPFUNGSPHASE

Wird der andauernde Pflegestress nicht behoben, leeren sich die Energietanks. Der Körper wird anfällig für körperliche und psychische Erkrankungen. Typisch sind Verdauungsstörungen, Rückenschmerzen, Herz-Kreislauf-Beschwerden, Kopfschmerzen, Sodbrennen, Erinnerungslücken oder Depressionen. In dieser Phase kann aufreibende Fürsorge für einen Angehörigen die Gesundheit schwer belasten. Um einen körperlichen und seelischen Zusammenbruch zu vermeiden, muss man sich als Pflegender der Situation entziehen.

GEZIELT ENTSPANNEN

So wertvoll und wohltuend eine echte Auszeit ist: Niemand sollte sich mit letzter Kraft von Urlaub zu Urlaub hangeln. Gezielte Entspannungs- und Bewegungstechniken helfen täglich, dem Stress zu entfliehen und die innere Balance wiederzufinden. Pflege- oder Krankenkassen übernehmen oft sogar die Kosten für entsprechende Kurse. Es lohnt sich, einiges auszuprobieren und herauszufinden, was einem gefällt und guttut.

- Autogenes Training
- Progressive Muskelentspannung nach Edmund Jacobson
- Atemtherapie und andere Formen der entspannenden Körperarbeit
- Yoga
- Meditation
- Qigong (chinesische Meditations- und Bewegungsform)
- Tai Chi (Schattenboxen)
- Feldenkrais
- Auch Tanzen kann geeignet sein

Kleine spielerische Übungen

Im Alltag empfehlen sich Mini-Übungen von wenigen Minuten, die jederzeit ins die üblichen Abläufe eingebaut werden können. Viele Menschen sind mit solchen Methoden sehr erfinderisch – auch das Zählen von eins bis zehn, bevor man auf eine Beleidigung reagiert, oder das Nochmal-um-den-Block-Gehen nach einem anstrengenden Tag gehören schließlich dazu.

Die Anregungen auf den folgenden Seiten können beliebig ausgebaut werden. Irgendwann ein oder zwei optimal funktionierende kleine Techniken zu haben, das kann den Pflegealltag enorm erleichtern. Belastungen puffern sich dann besser ab,

BELASTENDES WEGDUSCHEN

Bei dieser kleinen Übung verbindet sich die Notwendigkeit des Duschens mit der Freude an der Entspannung und dem schönen Gefühl, sich etwas Gutes zu tun. Nutzen Sie solche spielerischen Rituale der Entspannung möglichst häufig im Pflegealltag.

- Steigen Sie mit der Gewissheit in die Dusche, dass Sie aus der Körperpflege ein kleines persönliches Wohlfühlritual machen werden.
- Empfinden Sie das Duschen unmittelbar: Spüren Sie das warme Wasser auf der Haut? Riechen Sie den Duft des Duschgels? Fühlen Sie Ihre Hände, die es auf dem Körper verteilen? Bemerken Sie, dass Sie atmen? Und dass der Atem tiefer wird, sobald Sie ihn bemerken? Nehmen Sie all das wirklich wahr.
- Stellen Sie sich vor, dass Sie mit dem Abbrausen des Schaums nun auch alle Sorgen und Befürchtungen, alle Ängste und Lasten von sich wegwaschen. Alles fließt nach unten und verschwindet im Ausguss. Sie bleiben erleichtert zurück und fühlen sich neu gestärkt für die Pflegeherausforderung.

DEN STRESS WEGATMEN

Seit Jahrtausenden gehören Atemübungen zu den effektivsten Methoden der Menschen, Kraft zu tanken, zu innerer Harmonie zu finden und sich neu den Herausforderungen des Lebens zu öffnen. Hier zwei erprobte und leichte Techniken, die sich jederzeit in den Alltag einbauen lassen. Am besten regelmäßig üben – zum Beispiel morgens oder abends für fünf Minuten (ein Kurzzeitwecker oder das Handy hilft, damit man nicht dauernd auf die Uhr schauen muss und sich ganz in die Übung sinken lassen kann). Oder Sie nutzen die Techniken immer dann zwischendurch, wenn dringend eine Pause gebraucht wird.

DEN ATEM BEOBACHTEN

Hier wird nichts weiter getan, als den eigenen Atem wahrzunehmen.

+ Bequem und entspannt hinsetzen, der Rücken möglichst aufrecht. Augen schließen.
+ Ein paar Mal tief durchatmen, dabei vielleicht auch bewusst stöhnen oder die Luft herausprusten wie ein schnaubendes Pferd.
+ Wieder ganz natürlich atmen, den Atem einfach fließen lassen. Dabei nur beobachten, was geschieht: Die Luft strömt ein, der Bauch oder die Brust heben sich … Der Atem strömt aus, Bauch oder Brust senken sich … Der Atem strömt ein … Der Atem strömt aus … Ein … Aus …
+ Wenn Sie bemerken, dass Sie sich in Gedanken verlieren, kehren Sie mit der Aufmerksamkeit einfach zum Atem zurück.

DIE WECHSELATMUNG ZUR ENTSPANNUNG

Diese Atemübung aus dem Yoga verhilft zu tiefer Entspannung und neuer Kraft, weil sie eine Balance in der Aktivität der beiden Gehirnhälften herstellt.

+ Bequem und entspannt hinsetzen.
+ Ein paar Mal durchatmen.
+ Die rechte Hand zur Nase führen. Das rechte Nasenloch zuhalten und durch das linke Nasenloch einatmen.
+ Finger wechseln: linkes Nasenloch schließen, rechtes öffnen, rechts ausatmen. Und rechts wieder einatmen.
+ Finger erneut wechseln – links ausatmen, links einatmen.
+ Finger erneut wechseln – rechts ausatmen, rechts einatmen.
+ So in Ruhe zehnmal im Wechsel durch das linke und das rechte Nasenloch atmen.

Sportlich aktiv

Wie Sportwissenschaftler der Universität Basel und Kollegen aus Schweden berichten, lohnt es sich bei hoher Stressbelastung unbedingt, körperlich aktiv zu bleiben oder zu werden. Also regelmäßig Sport treiben. Ob im Fitnessstudio oder in der Schwimmhalle, ob draußen beim Joggen, Walken oder Wandern, beim Rudern oder Skilaufen – der Körper braucht gerade in nervlich herausfordernden Zeiten die Gelegenheit, die Stresshormone wieder loszuwerden und das allgemeine Spannungslevel herunterzufahren. Auch wer sich erschöpft fühlt, profitiert unerwarteterweise meist von körperlicher Aktivität. Er muss es nur schaffen, sich aufzuraffen, die Turnschuhe anzuziehen und die ersten Schritte zu machen. Sich wieder spüren, tief atmen, sich lebendig fühlen, all das und mehr kann der Sport uns geben.

DIE SORGEN WEGPACKEN

Gerade in Zeiten zu großer Belastung hindern uns sorgenvolle Gedanken so manche Nacht am Einschlafen. Statt sich dann im Bett herumzuwälzen und sich zu ärgern, weil man sich doch dringend im Schlaf erholen müsste, hilft Folgendes:

- Beobachten Sie: Was ist es, was Ihnen durch den Kopf geht? Welche Gedanken sind da aktiv? Um welche Themen geht es? Stellen Sie es einfach nur kurz fest, ohne auf die einzelnen Gedanken einzugehen.
- Stellen Sie sich eine große Kiste vor – eine Truhe vielleicht, eine Pappschachtel oder eine Schmuckschatulle. Ganz wie Sie wollen.
- Öffnen Sie diese Kiste oder Pappschachtel und packen Sie alle Gedanken aus Ihrem Kopf dort hinein. Einen nach dem anderen.
- Sagen Sie dabei freundlich zu ihnen: »Ich werde mich um euch kümmern, wenn es dafür an der Zeit ist. Jetzt möchte ich Ruhe.«
- Klappen Sie die Kiste zu. Vielleicht muss sie auch noch verschnürt werden, fest oder locker, mit einem hübschen Band oder einem derben Strick.
- Stellen Sie die Kiste nun in Ihrer Vorstellung in ein Regal, in die Abstellkammer oder sogar in den Keller hinunter. Dort kann sie stehen bleiben – während Sie die wohlverdiente Nachtruhe genießen und endlich zum Schlafen kommen.

NICHT NUR NACHTS

Diese Übung gelingt den meisten von Mal zu Mal leichter. Bald kann sie auch tagsüber genutzt werden, um lästige Gedankenschleifen zu beenden und den Kopf wieder angenehm freizubekommen. Probieren Sie es aus!

AM ENDE DOCH INS HEIM?

Es geht um beide Seiten, den Pfleger und den Gepflegten: Was ist für beide gut? Welche Möglichkeiten außer der ganz privaten Unterstützung gibt es noch?

»An den Scheidewegen des Lebens stehen keine Wegweiser«, soll Charlie Chaplin einmal gesagt haben. Ganz gleich, ob früher einmal in großer Runde entschieden wurde, wer sich um den vergesslichen Angehörigen kümmert, oder ob das Schicksal einem Einzelnen die Pflege zugeteilt hat – immer warten Zweifel auf pflegende Familienmitglieder: Nützen wir unserem vergesslichen Angehörigen überhaupt noch oder reiben wir uns umsonst auf, während Profis diese Aufgabe besser erfüllen könnten?

Sich über Jahre hinweg immer wieder für oder gegen die häusliche Pflege zu entscheiden sollte in jedem Fall heißen, sich selbst ehrlich zu fragen: Wieso mache ich das? Was erhoffe ich mir davon? Was denke ich nur im Stillen? Übernehme ich die Pflege so lange schon, weil ich es als Pflicht betrachte, meinem Lebenspartner beizustehen, oder weil ich meine kranken Eltern liebe?

Oder spielt Geld eine wesentliche Rolle? Tue ich es, weil die Eltern mit ihrer Rente zum Haushaltsbudget beitragen? Glaube ich etwa, dass ich als Frau diese Pflichten übernehmen muss, weil andere sonst schlecht von mir denken? Muss ich es tun, weil ich die Einzige bin, die im selben Ort lebt? Oder weil ich gerade arbeitslos bin und die Zeit dafür am leichtesten erübrigen kann? Solche Fragen sind hart. Aber es entlastet, wenn man sie sich selbst beantwortet.

ACHTUNG: ICH HABE ES SATT

Selbst wenn sich Laien mit der Zeit zum Pflegeprofi entwickeln, bleiben alte Probleme häufig bestehen oder wachsen sogar. Partner, Söhne und Töchter fühlen sich dann immer mehr hin- und hergerissen zwischen dem pflegebedürftigen Angehörigen, dem Rest der Familie und den Anforderungen, die der Beruf an sie stellt. Wer sich seit Jahren kümmert, muss sich deshalb täglich fragen dürfen, ob die Entscheidung für das Engagement noch gilt. Reicht meine Kraft eigentlich noch? Bin ich total genervt? Oder lähmen mich Schuldgefühle?

Doch wenn Fluten von Anforderungen den Pflegenden überschwemmen, wird es Zeit, das Leben neu zu sortieren. Sonst wächst einem alles über den Kopf und man wendet sich innerlich von seinem pflegebedürftigen Angehörigen immer mehr ab. Gerade pflichtbewusste Menschen beschränken sich dann oft darauf, zu funktionieren. Stichwort: satt und sauber, das muss reichen. Viele überlassen den Pflegebedürftigen dann immer mehr sich selbst. Wer mitten in einer Überforderungsfalle steckt, behandelt ihn vielleicht sogar ruppig oder aggressiv.

Es muss was geschehen!

Eines ist klar: Kein Mensch hat die Kraft, die Pflege eines Demenzkranken über längere Zeit allein durchzustehen. Der Einzelne braucht Unterstützung, die Aufgaben müssen verteilt werden. Entweder innerhalb der Familie und dem Freundeskreis oder durch professionelle Pflege.

Natürlich ist es schöner, wenn jemand aus dem Umfeld ganz konkret seine Hilfe anbietet. Und es ist auch keine Schande, darum zu bitten. Jeder kann helfen und tut es oft sogar gern. Also die Scheu überwinden und fragen. Nachbarn, alte Freunde, Arbeits- und Sportkollegen passen sicher gern ab und zu mal auf den Pflegebedürftigen auf. Größere Kinder können regelmäßig kommen, um ihn stundenweise zu erheitern oder abzulenken. Jugendliche Familienmitglieder übernehmen oft gegen ein Taschengeld auch kleine Pflege-

jobs, wenn man ihnen den Hintergrund gut erklärt. Und natürlich können sich berufstätige Verwandte, die sonst nicht weiter beteiligt sind, auch mal ein paar Tage freinehmen, damit der derzeit Zuständige seine Batterien wieder aufladen kann.

Meldet sich niemand freiwillig, muss man als derjenige, der die Hauptlast trägt, vielleicht auch mal richtig deutlich werden und die anderen an ihre Pflichten erinnern. Wie wäre es, erneut eine Familienkonferenz einzuberufen (ab Seite 27)?

PFLEGE IST EIN SOZIALES ENGAGEMENT, DAS NICHT AUF DEM RÜCKEN VON EINZELNEN AUSGETRAGEN WERDEN SOLLTE. HIER IST SOLIDARITÄT GEFRAGT, VOR ALLEM INNERHALB DER FAMILIE.

Das Richtige tun

Trotz der vielfältigen Anforderungen, die häusliche Pflege stellt, sehen Betroffene sie grundsätzlich positiv, das zeigen seriöse Umfragen. Gerade deshalb sollten engagierte Helfer den Übergang in die professionelle Pflege als gute Möglichkeit im Auge behalten. Gerät die Belastung zu groß, muss man Konsequenzen ziehen – und zwar möglichst ohne Scham und Schuldgefühle. Denn vor allem im letzten Stadium der Demenz ist es nahezu unmöglich, den Kranken noch zu Hause perfekt zu versorgen.

Wann ist also der richtige Zeitpunkt für einen erweiterten Pflegedienst, für einen Umzug in ein Pflegeheim oder in eine Demenz-WG? Je früher man sich diese Frage stellt, desto besser. Denn bei allem Engagement müssen Pflegende dafür sorgen, dass sie gesund bleiben und genügend Erholungsphasen bekommen. Nur dann können sie den Kranken bis zu seinem Ende begleiten.

Dämmert irgendwann die Erkenntnis, dass man es zu Hause einfach nicht mehr schafft, ohne den eigenen Lebensmut zu beschädigen, sollte man sich nicht scheuen, über Alternativen nachzudenken – selbst wenn man seinem vergesslichen Angehörigen zu einem frühen Zeitpunkt versprochen hat, ihn zu Hause zu behalten.

Eine schwierige Entscheidung

Ein guter Zeitpunkt für einen Umzug ins Heim kann auch sein, wenn der Kranke noch flexibel genug ist, sich im neuen Umfeld einzugewöhnen und neue Kontakte aufzunehmen. Die Kranken selbst sind kaum in der Lage einzuschätzen, welche Entscheidungen für sie ideal sind. Ihre Stimmungen wechseln recht häufig. In einem Moment sind sie vielleicht bereit, in die Tagespflege oder in ein Heim zu gehen, im nächsten Moment wehren sie sich heftig dagegen.

Die Verantwortung trägt jedoch der Pflegende. Wer mit der Herausforderung allein dasteht, muss aufgrund der eigenen Belastbarkeit entscheiden, wenn nötig sogar gegen den momentanen Willen des Kranken. In solchen Momenten heißt es ehrlich sein. Denn zu Hause ist nicht immer der beste Platz für den Kranken. Sind Pflegende überfordert und verbittert, steigt das Risiko für Gewalt gegen pflegebedürftige Menschen.

Spätestens dann ist es für alle Beteiligten besser, wenn Profis ins Spiel kommen. Durch ihre Ausbildung gelingt es ihnen leichter, mit den schwierigen Stadien der Demenz zurechtzukommen. Und natürlich ist es besser, den Kranken ausgeruht und regelmäßig im Heim zu besuchen, als zu Hause an den vielen Aufgaben zu scheitern und ihn dort zu vernachlässigen.

Viele sind überrascht, wenn sich sein Zustand im Heim unerwartet bessert und er sich nach kurzer Zeit dort zu Hause fühlt. Die Entscheidung für ein Heim fällt vielen Helfern trotzdem schwer. Orientierungshilfen bieten Selbsthilfegruppen, Fachleute im Pflegestützpunkt und die diversen Telefon- und Online-Beratungsdienste (siehe Infokapitel ab Seite 164).

UNTERSCHIEDLICHE PFLEGEKONZEPTE PRÜFEN

Der Regel »So lange wie möglich zu Hause pflegen« widersprechen viele Fachleute. Denn der Verlauf einer Demenz ist sehr individuell und nicht alle häuslichen Helfer besitzen die Stärken, die man für eine gute Pflege auf Dauer braucht. Zudem sind die Alternativen zahlreicher, als wir meist glauben. Hier ein Überblick.

Stationäre Pflege im Heim

In guten Heimen kümmert sich das Personal Tag und Nacht und es gibt spezielle Beschäftigungs- und Bewegungsangebote. Die Kranken sind oft weniger einsam als zu Hause, weil es mehr Kontaktmöglichkeiten gibt. Immer mehr Heime bieten auch spezielle Wohnmodelle wie etwa Hausgemeinschaften, psychiatrische Wohngruppen oder beschützende

Stationen an. Sie gehen dort mit gezielten Betreuungskonzepten auf die Bewohner mit Demenz ein. Im besten Fall ist das Personal im Umgang mit verwirrten, desorientierten und aggressiven Patienten geschult.

FAMILIEN DENKEN OFT, SIE MÜSSEN UM JEDEN PREIS SICHERSTELLEN, DASS DER KRANKE BIS ZUM ENDE SEINES LEBENS ZU HAUSE BLEIBT. »DAS HABEN WIR IHM DOCH VERSPRO-CHEN!« HEISST ES OFT.

Demenz-Wohngemeinschaften

Sechs bis zwölf Demenzkranke teilen sich eine Wohnung. Dabei bewohnt jeder ein Zimmer mit mitgebrachten Möbeln, auch die übrigen Räume werden mit privaten Sachen der Bewohner ausgestattet. Hier geht es um eine noch relativ neue Form des gemeinschaftlichen Wohnens. Diese Chance, in einer kleinen Gemeinschaft seinen Alltag so weit wie möglich selbst zu bestimmen, nehmen immer mehr Menschen wahr. <u>Wer noch aktiv genug ist, kann Aufgaben für die Gemeinschaft übernehmen. Ein Pflegedienst kümmert sich rund um die Uhr um alle Belange, die die Bewohner nicht mehr selbst managen können.</u>
Der Vorteil: Die Gruppe ist überschaubar und es kommen stets die gleichen Pflegekräfte und Helfer ins Haus. So werden Angehörige entlastet, müssen im Gegenzug aber finanziell und persönlich Verantwortung für die Abläufe in der Wohngemeinschaft übernehmen. Denn es gibt einen Mietvertrag plus Vertrag mit einem ambulanten Pflegedienst. Der Inhalt dieser Verträge entscheidet über die Qualität der Versorgung und die Kosten. Die Erfahrung zeigt, dass Finanzierung und Pflege am besten gelingen, wenn mindestens sechs Menschen gemeinsam wohnen.

Kurzzeitpflege

Wenn Pflegende Urlaub brauchen, können sie für eine begrenzte Zeit Profipflege in Anspruch nehmen und bei der Pflegekasse geltend machen. Je nach Situation und Pflegebedarf wird der Angehörige dann durch einen ambulanten Pflegedienst betreut. Oder er siedelt für die Zeit in eine Kurzzeitpflegeeinrichtung über. Nähere Informationen bekommt man bei Pflegekassen.

Verhinderungspflege

Sie ist dafür gedacht, pflegende Angehörige für begrenzte Zeit zu unterstützen, wenn sie selbst erkranken oder eine Auszeit benötigen. Die Leistung kann man auch tage- oder stundenweise in Anspruch nehmen, weil die Pflegeversicherung dafür ein Budget zur Verfügung stellt, mit dem man Pflegedienste, aber auch Ehrenamtliche, Freunde oder Nachbarn bezahlen kann. Nahestehende Verwandte sind ausgenommen.

Tagespflege

Berufstätige können ihre Angehörigen nur in der Freizeit versorgen und machen sich deshalb oft Sorgen, wenn sich tagsüber niemand um sie kümmert. Auch vergessliche Menschen, die auf sich allein gestellt sind, benötigen tagsüber Hilfe. Einrichtungen der

Tagespflege bieten hier gute Möglichkeiten. Die Erkrankten werden abgeholt und an Wochentagen von morgens bis zum späten Nachmittag betreut.

Der Vorteil: Sie können in den eigenen vier Wänden wohnen. Als Gäste einer Tagespflege werden sie mit Mahlzeiten versorgt, Pflegekräfte helfen beim Gang zur Toilette, beim pünktlichen Einnehmen der Medikamente. Und die Betroffenen vereinsamen nicht, weil sie unter Menschen sind.

Eine gute Tagespflege kann die Betreuten entsprechend ihrer Bedürfnisse und Fähigkeiten fördern. Die wesentlich teurere Unterbringung im Heim lässt sich damit hinauszögern oder gänzlich verhindern. Auch diejenigen, die diese Pflegevariante erst einmal vehement ablehnen, lassen sich oft von einem Testbesuch überzeugen, weil sie sich dort sehr schnell wohlfühlen.

BETREUUNGSGRUPPEN DER REGIONALEN ALZHEIMER GESELLSCHAFTEN UND DER WOHLFAHRTSVERBÄNDE ERMÖGLICHEN PFLEGENDEN FREIE NACHMITTAGE. SELBSTHILFEGRUPPEN GEBEN EMOTIONALEN HALT.

Nachtpflege

Niemand kann sich rund um die Uhr kümmern, Schlafmangel und Erschöpfung machen den Pflegenden sonst krank. In diesem Fall ist eine Nachtpflege angebracht. Dabei beaufsichtigen und betreuen Pflegedienste in der Nacht stundenweise. Unruhige Kranke können die Nacht auch in einer stationären Einrichtung verbringen.

Es gibt sogar Einrichtungen, die sich auf Menschen, deren Tag-Nacht-Rhythmus gestört ist, spezialisiert haben und beispielsweise ein Nachtcafé anbieten. Die Nachtpflege insgesamt gehört zu den Leistungen der Pflegeversicherung.

24-Stunden-Pflege

Es gibt von der Pflegekasse zugelassene Pflegedienste, die eine 24-Stunden-Pflege anbieten. Diese Angebote sind jedoch recht teuer. Deshalb suchen viele Familien Helferinnen aus Osteuropa, die ihnen einen großen Teil der Betreuung abnehmen. Meistens sorgen diese Frauen dafür, dass der Pflegebedürftige nicht allein in seiner Wohnung bleiben muss, sie erledigen einfache Pflegeaufgaben und machen den Haushalt.

Viele Familien wenden sich dafür an eine Vermittlungsagentur. Der Vorteil: Sie müssen nicht zum Arbeitgeber werden. Diese Rolle übernimmt die Agentur und kümmert sich um Sozialabgaben, Krankengeld oder Urlaubsvertretung. Damit man nicht mit Gesetzen in Konflikt gerät, sollte man prüfen, ob die osteuropäische Haushaltshilfe wirklich legal bei der Vermittlungsagentur angestellt und damit auch versichert ist.

Stundenweise Betreuung

Regionale Institutionen und Wohlfahrtsverbände können demenzerfahrene ehrenamtliche Kräfte in private Haushalte entsenden, die den Kranken unterhalten oder etwa mit ihm spazieren gehen.

GUTE HEIME, SCHLECHTE HEIME?

Ganz wichtig, sich bewusst zu machen: Als Pflegende kommen Angehörige bei der Suche nach einem Heimplatz nicht als Bittsteller, sondern als Kunden. Heimplätze kosten schließlich eine Menge Geld. Um zu entscheiden, wo sich der Angehörige wohlfühlen kann, muss man natürlich hinter die Fassade gucken. Zwar bieten manche Heime ein paar Tage Probewohnen an, doch das ist nur Menschen im frühen Stadium einer Demenz zuzumuten, für die anderen brächte es zu viel Unruhe ins Leben.

Persönliche Wohlfühlkriterien können durch offizielle Bewertungssysteme und Pflegenoten naturgemäß nicht erfasst werden. Also verlässt man sich besser auf den eigenen Augenschein, auf Gespräche mit Bewohnern, Ehrenamtlichen oder mit dem Heimbeirat. Am besten ist es, eine Vorauswahl an mehreren Heimen zu treffen, die in der Nähe liegen, damit man den Pflegebedürftigen möglichst oft besuchen kann.

Dann die Häuser zusammen mit jemandem aus der Familie oder mit Freunden der Reihe nach abklappern. Am besten unangemeldet hingehen, sich im Haus bewegen, die Atmosphäre auf sich wirken lassen. Dabei Ohren und Augen offen halten.

Sagt einem der erste Eindruck zu, sollte man ein bisschen mit Mitarbeitern und auch Bewohnern sprechen, eher im freundlichen Plauderton als im Fragemodus. Dabei kann man versuchen, möglichst viele Themen aus der Checkliste von der folgenden Seite zu klären. Auf direkte Fragen erhält man nicht immer befriedigende Antworten. Manchmal muss man vorsichtig drumherum fragen. Das gilt vor allem für den Krankenstand des Personals und die Frage, ob die Mitarbeiter auffallend oft wechseln.

Was aber tun, wenn sich das Heim später im Pflegealltag als mangelhaft erweist? Wieder ausziehen! Es hilft nichts. Auch wenn es für Menschen mit einer Demenzerkrankung erst einmal belastend ist.

EINE LIEBESGESCHICHTE

Ihr Mann Heinrich kam mit ihrer Vergesslichkeit nicht zurecht. Er fand ein Heim für Erika und ging seiner Wege. Als ich sie dort nach einigen Wochen zum ersten Mal wiedersah, war ich erfreut. Sie hatte sich hübscher zurechtgemacht als zuvor. Sie trug ein nettes Kleid und hatte sichtbar zugenommen.

Und sie stellte mir – zu meiner großen Verwunderung – ihren Heinrich vor, der nicht ihr Heinrich war. Es war Gustav, der sich von Erika aber gern Heinrich nennen ließ. Die beiden gingen täglich Hand in Hand in den Garten des Heims hinaus, setzten sich auf die Bank unter einer hohen Kastanie und hielten Ausschau nach Vögeln. Immer, wenn einer vorbeiflog, rief Erika: »Nein, wie die fliegen können!« und zeigte mit der Hand hinterher. Heinrich-Gustav fing ihre Hand dann wieder ein und sie saßen weiter still auf der Bank. Bis wieder ein Vogel vorbeiflog …

CHECKLISTE FÜR HEIME

- Ist das Gebäude in einem gepflegten Zustand? Wirkt es innen wohnlich, familiär und sauber oder hat es den kalten Charme eines Krankenhauses? Riecht es gut? Wie hoch ist der Lärmpegel? Ganz allgemein: Kann man sich hier zu Hause fühlen?
- Sieht man die Menschen, die dort wohnen? Oder kommen sie gar nicht aus ihren Zimmern? Sitzen sehr viele im Rollstuhl? Das spricht dafür, dass die körperliche Aktivität zu wenig gefördert wird. Sehen die Menschen gepflegt aus, sind sie gut frisiert und die Männer anständig rasiert? Sieht man auch gelegentlich Frauen mit Lippenstift und Nagellack?
- Kommen Physiotherapeuten, Fußpfleger, Kosmetikerinnen und Friseure regelmäßig zu den Bewohnern ins Haus?
- Wie sehen die Wohnbereiche aus? Gemütlich? Wie viele Menschen leben in einer Einheit? Gibt es Einzelzimmer? Sind genügend Schränke vorhanden? Kann man eigene Möbel und persönliche Dinge mitbringen? Sind die Räume rollstuhlgerecht (das heißt zum Beispiel Türbreite 80 Zentimeter) und barrierefrei, sind Lichtschalter und Steckdosen ausreichend vorhanden und gut erreichbar?
- Wie lang ist die Wartezeit bis zum möglichen Einzug? Gute Heime haben fast immer eine Warteliste!
- Arbeiten ehrenamtliche Helfer mit der Heimleitung zusammen?
- Darf man ein Haustier mitbringen und findet es ausreichend gute Bedingungen vor?
- Hat das Heim Balkone oder Terrassen für die Bewohner? Ist ein Garten vorhanden, der allen zur Verfügung steht? Gibt es dort ausreichend Bänke?
- Können Bewohner im Haus Verantwortung für kleine Aufgaben übernehmen und sich nach ihren individuellen Möglichkeiten einbringen?
- Macht das Pflegepersonal einen freundlichen und relativ entspannten Eindruck? Oder wirken alle etwas genervt oder gehetzt? Ist der Umgang mit den Bewohnern freundlich, kann man fürsorgliche kleine Gesten beobachten?
- Achtet das Personal die Würde der Bewohner und spricht sie freundlich und mit ihren Namen an?
- Besteht zwischen Heim und Pflegekassen ein Versorgungsvertrag? Wie viele der Pflegerinnen und Pfleger besitzen eine abgeschlossene Ausbildung? Gesetzlich ist ein Anteil von mindestens 50 Prozent vorgeschrieben.
- Besitzen genügend Pflegefachkräfte eine Fortbildung für den Umgang mit Demenzerkrankten? Gibt es Kenntnisse in Bezug auf Schmerz, Wundliegen, Inkontinenz, Bewegungsförderung?
- Existiert ein schriftliches Pflegekonzept, in dem man nachlesen kann, worauf es dem Haus bei der Pflege besonders ankommt? Sind darin die Bedürfnisse demenzkranker Menschen erwähnt?
- Sind Angehörige immer willkommen? Gibt es eine konfessionelle Ausrichtung? Wird im Vorgespräch nach der Persönlichkeit, dem Lebenslauf und den Gewohnheiten des Pflegebedürftigen gefragt? Das ist ein gutes Zeichen, weil es auf individuelle persönliche Pflege hindeutet.
- Geht die Pflegemannschaft flexibel auf die Bedürfnisse der Bewohner ein oder folgt sie starren Zeitplänen für Aufstehen, Frühstück und Zubettgehen?

- Gibt es eine eigene Küche samt Personal oder wird nur Vorgefertigtes geliefert und angeboten? Ein Blick in den Speiseplan lohnt sich ebenso wie die Frage nach speziellen Kostformen.
- Wer hilft den Bewohnern beim Essen? Sind es unerfahrene Hilfskräfte? Die Unterstützung beim Essen, das sogenannte Anreichen, ist eine Aufgabe für ausgebildete Pflegekräfte.
- Gibt es auch nachmittags und abends Angebote zur Beschäftigung und zur Unterhaltung? Unvorteilhaft sind feste Programme, die für Monate festgelegt sind, so nach dem Motto: montags basteln, dienstags singen … Es macht dagegen einen guten Eindruck, wenn immer wieder Unternehmungen wie Ausflüge, Tanztees, Tierbesuche oder Einkäufe auf dem Wochenmarkt organisiert werden.
- Gibt es regelmäßige Visiten von Haus- und Fachärzten, die vertraglich vereinbart sind? Haben diese Mediziner Rufbereitschaft? Oder kommen Heimbewohner auch ohne Rücksprache mit dem Arzt ins Krankenhaus? Ärzte, die ins Haus kommen, sind wichtig, weil die Betroffenen sonst auch bei Erkrankungen, die vor Ort gut behandelbar wären, im Krankenhaus landen – mit allen Nachteilen (ab Seite 69). Viele Klinikeinweisungen durch das Heim sind ein schlechtes Zeichen. Je unqualifizierter das Pflegepersonal ist, desto öfter landen die Menschen im Krankenhaus.
- Wie beschreiben die Pflegekräfte ihren Umgang mit demenzkranken Bewohnern, die ein herausforderndes Verhalten (ab Seite 81) zeigen? Werden Medikamente verabreicht? Wie steht das Personal zu Psychopharmaka? Machen viele Bewohner einen schläfrigen oder apathischen Eindruck? Das könnte ein Hinweis auf Beruhigungsmittel sein.
- Gibt es für unruhige Bewohner Alternativen zu Medikamenten? Etwa Bewegungsprogramme, beruhigende Musik oder ein Tee zum Einschlafen, ätherische Öle zum Einreiben oder Kuscheltiere?
- Sind dem Heim die Standards der Experten vom DNQP (Deutsches Netzwerk für Qualitätsentwicklung in der Pflege) bekannt und werden sie umgesetzt? Bei diesen Standards geht es beispielsweise um Schmerzmanagement, Sturzprophylaxe oder Förderung der Harnkontinenz.
- Wendet das Heim den sogenannten Werdenfelser Weg an? Diese Methode setzt auf eine Abkehr vom starren Sicherheitsdenken und hilft, die Anwendung von freiheitsentziehenden Maßnahmen durch Bauchgurte, Bettgitter und Vorsatztische auf ein Minimum zu reduzieren.
- Gibt es einen Fitnessraum? Einen genügend großen Hobbyraum? Räume für Ergo- und Beschäftigungstherapie?
- Gibt es ausreichend Übernachtungsmöglichkeiten für Besucher?

ZUGEGEBEN, DIESE CHECKLISTE IST LANG. DOCH JE MEHR PUNKTE ZUFRIEDENSTELLEND GEKLÄRT WERDEN KÖNNEN, UMSO BESSER IST ES FÜR DEN KRANKEN UND SEINE ANGEHÖRIGEN.

DER ÜBERGANG INS HEIM:
EIN GROSSER EINSCHNITT

Gudrun Franke, Pflegedienstleiterin im Hospital zum Heiligen Geist, einer großen Pflege-einrichtung in Hamburg, erzählt über ihren Alltag im Heim

SIE KÜMMERN SICH DEN GANZEN TAG UM GEBRECHLICHE UND VERGESS-LICHE MENSCHEN. MÖGEN SIE IHREN BERUF?

Ja, sehr! Ich wusste schon mit 16 Jahren, dass ich einmal in die Pflege gehen würde. Der Um-gang mit älteren Menschen gefällt mir noch immer. Für mich ist mein Beruf eine Berufung.

VIELE FÜRCHTEN SICH DAVOR, SPÄTER IN EIN HEIM ZU KOMMEN. HABEN SIE GRUND DAZU?

Nein, aber vielleicht haben sie falsche Vorstellungen. Ein Heim kann keine Familie ersetzen. Unser Konzept heißt deshalb: zu Hause wohnen, solange es geht. Anfangs reicht es vielleicht, sich Hilfen nach Hause zu holen.

WENN DAS NICHT MEHR REICHT, WAS KANN MAN DANN TUN, DAMIT DER ÜBERGANG IN EIN PFLEGEHEIM GUT GELINGT?

Gerade beim Einzug kümmern wir uns um neue Bewohner intensiv. Wir sprechen viel mit ihnen, laden sie ein, mit uns aktiv zu werden. Wir bitten auch die Angehörigen darum, das Zimmer mit persönlichen Gegenständen auszustatten, damit sich die Bewohner besser einleben. Wer in den ersten Tagen traurig und allein in seinem Zimmer herumsitzt, hat es schwer, sich einzugewöhnen. Der Übergang gelingt umso besser, je mehr ausführliche In-formationen wir über einen neuen Bewohner bekommen. Wichtig sind seine Vorlieben und Abneigungen, seine Wünsche, Fähigkeiten und Bedürfnisse. Wir müssen wissen, wel-che Handgriffe der Betroffene noch selbstständig vornehmen kann und wo er Hilfe braucht. Was unternimmt der Pflegebedürftige gern in seiner Freizeit? Womit kann man ihm eine Freude machen? All das spielt eine Rolle.

ABER ES GIBT AUCH PROBLEME, ODER?

Natürlich. Nach dem Übergang in ein Heim ist die Sterblichkeit besonders hoch, das zeigen Studien. Oft liegt es daran, dass diejenigen schon sehr krank sind, wenn sie zu uns kommen. Und gerade für Menschen mit einer Demenz ist der Umzug ein tiefer Einschnitt in ihren vertrauten Alltag. Sie verkraften ihn am besten, wenn wir mit den Angehörigen von Anfang an eng zusammenarbeiten und dem Menschen gemeinsam helfen, sich einzuleben.

WÄRE ES NICHT INSGESAMT BESSER, DAS HEIM ZU VERMEIDEN?

Das geht nicht immer. Je mehr das Gedächtnis und die Kraft nachlässt, desto mehr Pflege braucht derjenige, oft sogar 24 Stunden, bei Tag und bei Nacht. Das ist privat kaum zu leisten. Wir erleben auch, dass beispielsweise eine 85-Jährige ihren 87-jährigen Mann rund um die Uhr unterstützen muss. Irgendwann schafft sie das körperlich und seelisch nicht mehr. Solche Paare haben oft noch keinen Pflegegrad, also keine Einstufung bei der Pflegekasse, weil die Ehefrau irgendwie noch alles hingekriegt hat. Dann unterstützen wir als Einrichtung die Angehörigen bei den Anträgen für die Pflegekasse und beraten auch bei der Finanzierung. Es gibt eine Mitarbeiterin, die in Angelegenheiten mit Ämtern berät.

GILT DAS NUR FÜR MENSCHEN OHNE WEITERE ANGEHÖRIGE?

Auch Familien funktionieren oft nicht ideal. Geschwister können untereinander Konflikte haben, dann sagt mir zum Beispiel jemand: »Wenn mein Bruder kommt, der darf nicht zu meiner Mutti!« Ich antworte dann: »Ich möchte für Ihre Mama das Beste, will mich aber nicht in Zwistigkeiten der Familie einmischen oder mich hineinziehen lassen.« Auch in der häuslichen Pflege ist nicht alles Gold, was glänzt. Wenn ambulante Pflegedienste von der Pflegeversicherung beauftragt werden, die Pflegequalität zu Hause zu prüfen, müssen sie öfter als einmal ein Auge zudrücken. Nicht jeder wird in seiner Familie perfekt versorgt.

ABER WAS IST, WENN MAN DEM ANGEHÖRIGEN VERSPROCHEN HAT, ER KOMMT NIE INS HEIM?

Ein Dauerthema! Ist die Pflege zu Hause nicht mehr möglich, bekommen die Angehörigen ein furchtbar schlechtes Gewissen. Ich erkläre ihnen dann, dass sie ihre eigenen Kräfte erhalten müssen und dass es doch schon etwas Gutes ist, wenn sie – so oft es eben möglich ist – kommen, um ihren Angehörigen zu besuchen. Ich kenne Paare, da kommt die Frau jeden Tag und deckt den Tisch für eine Teestunde zu zweit. Für diese kurze Zeit holen wir den schwerkranken Mann aus dem Bett, damit er ihr gegenübersitzen kann. Ich habe den Eindruck, es sind genau diese Stunden, die das Paar noch intensiv genießt. Wäre die Frau mit häuslicher Pflege überfrachtet, könnte sie den Tisch nicht mehr decken und die gute Zeit mit ihrem Mann nicht mehr so wahrnehmen wie jetzt.

WARUM FÄLLT DIE ENTSCHEIDUNG FÜR DIE PFLEGE IM HEIM SO SCHWER?

Viele beschäftigen sich erst sehr spät mit dieser Frage. Ich kann nur empfehlen, öfter mal zu einer Heimtour aufzubrechen. Solche Besichtigungsfahrten werden von den Bezirksämtern angeboten. Wir haben jeden Monat Besuchergruppen, die sich ansehen wie es bei uns zugeht, wie die Zimmer aussehen und wie unser Umgangston ist. Erst wenn man sich ein Haus persönlich ansieht, kann man einschätzen, was dort an Lebensqualität möglich ist.

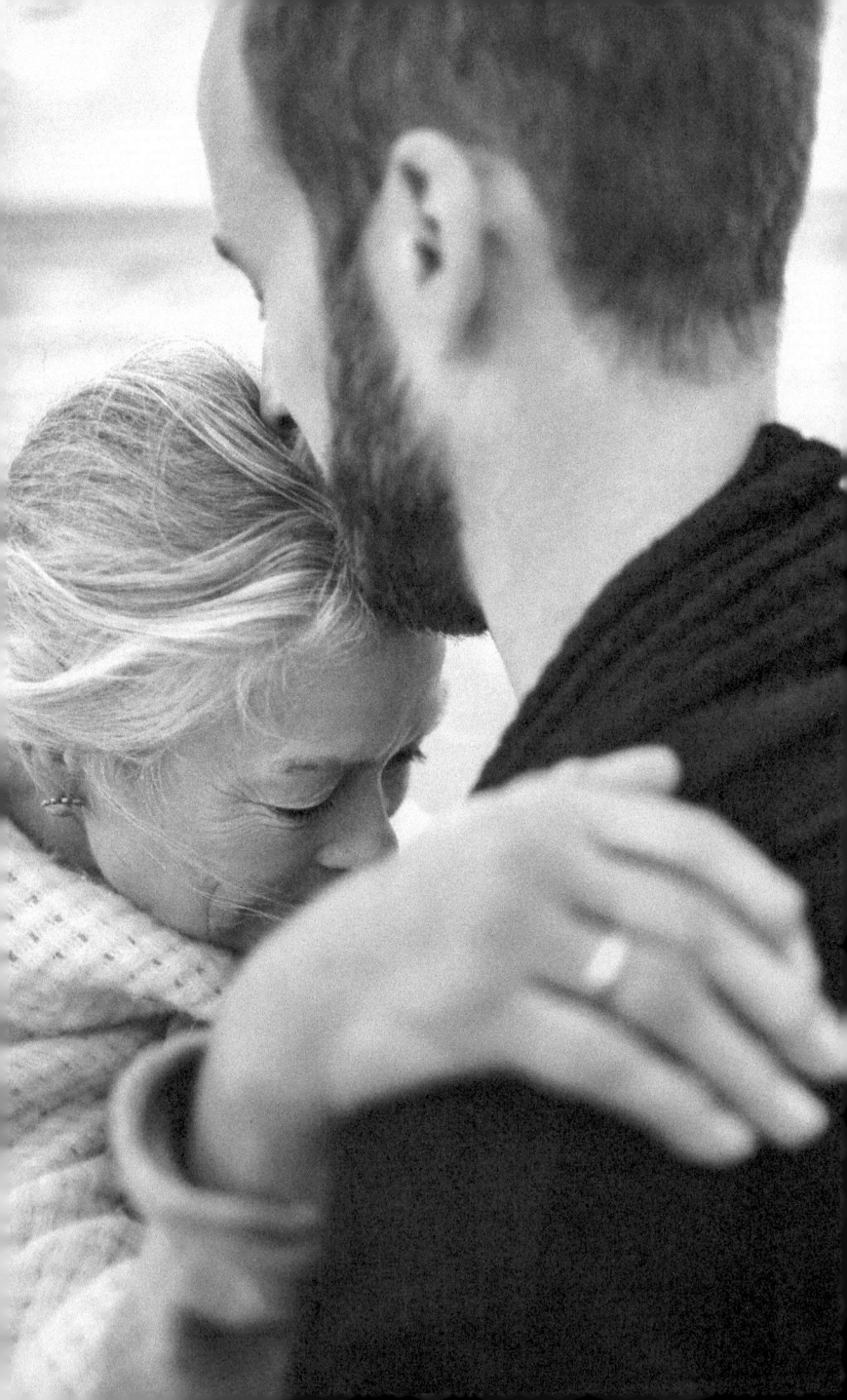

INFOS UND ADRESSEN

Die Diagnose Demenz ist weder für die Betroffenen noch für Angehörige leicht zu verkraften. Vielfältiges Know-how und persönliche Beratung können dabei sehr gut helfen, denn maßgeschneiderte Informationen vermitteln Sicherheit und Wahlmöglichkeiten. Ein Zustand, viele Zuständigkeiten.

HILFE GIBT ES ÜBERALL

INTERNETADRESSEN UND RUFNUMMERN FÜR DEN EINSTIEG

»WEGWEISER DEMENZ«

Das Bundesministerium für Familie, Senioren, Frauen und Jugend liefert sehr detaillierte Aufklärung in vielen verschiedenen Bereichen.

Kompetenznetz Demenzen (KND), ein bundesweiter Zusammenschluss mehrerer universitärer Einrichtungen, der unter anderem Informationen über zurzeit durchgeführte Studien veröffentlicht, aber auch viele Informationen und eine Liste der Gedächtnisambulanzen bereitstellt:
www.kompetenznetz-demenzen.de/betroffene/wissenswertes/

RUFNUMMERN FÜR DEN NOTFALL

ALZHEIMER-TELEFON

Es gehört zu den wichtigsten Projekten der Deutschen Alzheimer Gesellschaft. Im Januar 2017 feierte dieser Service Jubiläum. Mehr als 80 000 Beratungsanfragen wurden in den letzten 15 Jahren am Telefon, per E-Mail und Post beantwortet. Die Beratung ist kostenlos und auf Wunsch anonym. Das Alzheimer-Telefon ist von Montag bis Donnerstag von 9 bis 18 Uhr und Freitag von 9 bis 15 Uhr zu erreichen:
Festnetz 030 259 379 514
Service-Nummer 01803 171 017
(9 Cent pro Minute aus dem deutschen Festnetz)

PFLEGETELEFON

Von Montag bis Donnerstag zwischen 9 und 18 Uhr zu erreichen. Bietet Hilfe für Angehörige vom Bundesministerium für Familie, Senioren, Frauen und Jugend:
Telefon 030 201 791 31
E-Mail info@wege-zur-pflege.de

TELEFONSEELSORGE
Rund um die Uhr 0800-1110 111
0800-1110 222
www.telefonseelsorge.de

PFLEGESTÜTZPUNKTE

Pflegestützpunkte sind seit 2008 gesetzlich vorgeschrieben und etabliert. Dort informieren qualifizierte Berater Menschen mit einer Demenzerkrankung und deren Angehörige kostenlos über pflegerische Angebote, Hilfen und sonstige Unterstützungsmöglichkeiten vor Ort. Sie helfen bei Vorsorgevollmachten und erklären, welche Rechte und Pflichten Angehörige und Betroffene haben.
Spezielle Aufgaben der Pflegestützpunkte:

- Sie bieten umfassende unabhängige Beratung zur Auswahl von Sozialleistungen und Hilfsangeboten.
- Sie koordinieren die Versorgung mit gesundheitsfördernden und medizinischen sowie pflegerischen und sozialen Unterstützungsangeboten. Fachleute helfen bei allen Arten von Anträgen.
- Sie vernetzen pflegerische und soziale Betreuungs- und Entlastungsangebote und stimmen sie aufeinander ab.

ZENTRUM FÜR QUALITÄT IN DER PFLEGE

Ziel der gemeinnützigen operativen Stiftung ist es, die Pflegequalität zu verbessern. Hier kann man kostenlos nach Beratungsstellen in der eigenen Nähe suchen. Neben Pflegestützpunkten sind Angebote von Bund und Ländern, Kommunen und Einrichtungen der Wohlfahrtspflege, Vereinen und weiteren Institutionen, die Beratung zu Themen anbieten, aufgelistet.

www.zqp.de/beratung-pflege
E-Mail info@zqp.de
Zentrum für Qualität in der Pflege
Reinhardtstr. 45
10117 Berlin
Telefon 030 275 93 95 0

GEWALTPRÄVENTION

Gewalt hat viele, oft verdeckte Gesichter und ist in der Pflege weiter verbreitet, als man glauben möchte. Mit einem besonderen Service bietet das Zentrum für Qualität in der Pflege Aufklärung. Auf der Website findet man Information zu konkreten Unterstützungs- und Entlastungsangeboten sowie Zugang zu weiteren Krisentelefonen.
In akuten Fällen: 01802 49 48 47
http://pflege-gewalt.de

ADRESSEN FÜR ÖSTERREICH

PLATTFORM FÜR PFLEGENDE ANGEHÖRIGE

Österreichweit und gebührenfrei bietet das Bundesministerium für Arbeit, Soziales und Konsumentenschutz eine Website mit Broschürenservice und ein Pflegetelefon. Außerdem vorhanden: Linklisten für Selbsthilfegruppen von Angehörigen und für Gedächtnisambulanzen.
Telefon 0800 20 16 22
service@no spampflegedaheim.at
www.pflegedaheim.at

ÖSTERREICHISCHE SELBSTHILFE FÜR BETROFFENE

Auf dieser Website finden Menschen mit Vergesslichkeit, Verdacht auf Demenz oder mit beginnender Demenz Hilfe zur Selbsthilfe. In der Gruppe sind nur Betroffene, unabhängig vom Lebensalter. Sie können Erfahrungen an andere weitergeben und ebenso von anderen lernen. Der Verein Alzheimer Austria ist Mitglied von Alzheimer Europe und Alzheimer´s Disease International (ADI). Er arbeitet mit allen Alzheimer-Selbsthilfegruppen in Österreich zusammen.
Telefon 0043 1 332-51-66
www.alzheimer-selbsthilfe.at

SOZIALMINISTERIUM BÜRGERINNEN-SERVICE

Stubenring 1
1010 Wien
Telefon 0800-20 16 11
E-Mail buergerservice@bmask.gv.at
www.sozialministerium.at/Themen/Pflege.html

INFOPLATTFORM FÜR PFLEGE UND BETREUUNG

Gesundheit Österreich GmbH
Stubenring 6
1010 Wien
Telefon 01 515 61-0
E-Mail infoplattform@goeg.at
www.pflege.gv.at

PLATTFORM OESTERREICH.GV.AT

Information zum Thema Pflege, Pflegegeld, pflegende Angehörige
www.oesterreich.gv.at/themen/soziales/pflege.html

ADRESSEN FÜR DIE SCHWEIZ

Alzheimer Schweiz richtet sich in erster Linie an Menschen mit Demenz oder an ihre Angehörigen und andere Betreuende. Sie finden Hilfe am Alzheimer-Telefon, durch eine Anfrage per E-Mail oder in Broschüren und Infoblättern. Alle Anfragen werden von Mitarbeitenden beantwortet, die selbst viel Erfahrung in der Betreuung von Menschen mit Demenz mitbringen.
www.alzheimer-schweiz.ch

RECHTLICHES UND FINANZIELLES

INFORMATIONEN ZUR PFLEGEVERSICHERUNG

Bürgertelefon zur Pflegeversicherung, vom Bundesministerium für Gesundheit
030 340 60 66 02
Compass Pflegehotline für privat Versicherte
0800 101 88 00
www.compass-pflegeberatung.de

GESETZLICHE LEISTUNGEN

Auf dieser Website hat das Bundesministerium für Gesundheit die wichtigsten Informationen zur Pflegeversicherung kompakt zusammengefasst. Darüber hinaus findet man Antworten auf häufig gestellte Fragen sowie Infos über Pflege-WGs, zusätzliche Betreuungskräfte, Hilfsmittel und Demenz-Netzwerke:
www.pflegestaerkungsgesetz.de/

PFLEGEGELD AUSRECHNEN

Das kleine Tool bietet sich an, wenn man die Pflegegeldzahlungen der Pflegekasse überprüfen möchte oder wenn man sich fragt, wie viel Pflegegeld übrig bleibt, wenn man bestimmte Leistungen eines Pflegedienstes in Anspruch nimmt. Die Nutzung des Rechners ist kostenlos, Irrtümer bleiben

vorbehalten, alle Angaben ohne Gewähr.
www.pflegegeldrechner.com

UNABHÄNGIGE PATIENTENBERATUNG

Diese gemeinnützige Institution, abgekürzt UPD, erfüllt einen gesetzlichen Auftrag. Sie steht allen Bürgern zur Verfügung – egal, ob sie gesetzlich, privat oder auch nicht krankenversichert sind. Die Beratung ist neutral, sachorientiert, kompetent und gut verständlich. Mit 21 regionalen Beratungsstellen, einem bundesweit kostenfreien Telefon und einer Online-Beratung im Internet bietet sie Beratung und Hilfe bei unterschiedlichen Fragen zur Gesundheit, zu Krankheitsdiagnosen und zur Pflege. Ganz gleich, ob es darum geht, die Erkrankung psychisch zu bewältigen oder die finanzielle Existenz zu sichern. Die geschulten Berater der UPD versetzen Ratsuchende in die Lage, eigene Überlegungen anzustellen und persönliche Entscheidungen zu treffen. Der Service ist kostenfrei, Kontakt entweder im Internet oder telefonisch.

Deutsch 0800 011 77 22
Montag bis Freitag 8.00 bis 22.00 Uhr
Samstag 8.00 bis 18.00 Uhr

Türkisch 0800 011 77 23
Montag bis Samstag 8.00 bis 18.00 Uhr

Russisch 0800 011 77 24
Montag bis Samstag 8.00 bis 18.00 Uhr

www.patientenberatung.de/de

PATIENTENVERFÜGUNG ZUGÄNGLICH

DIPAT ist eine Hilfe von Ärzten für eine wirksame Patientenverfügung. Durch ein Online-Interview ermittelt die Website den genauen Willen des Einzelnen und übersetzt ihn in eine Patientenverfügung. Die Verfügung wird online hinterlegt, ein persönlicher Code-Aufkleber auf der Versichertenkarte macht die Verfügung für Rettungsdienste, Ärzte und Kliniken im Internet zugänglich. www.dipat.de

BUNDESARBEITSGEMEINSCHAFT DER SENIORENORGANISATIONEN (BAGSO)

Auf dieser Website präsentiert sich die größte Lobby für ältere Menschen in Deutschland. Unter ihrem Dach haben sich über 100 Verbände zusammengeschlossen, um die Interessen älterer Bürger gegenüber Politik, Wirtschaft und Gesellschaft zu vertreten. Auf der Plattform der Bundesarbeitsgemeinschaft findet man Informationen zur Pflege, zu alternativen Wohnformen und Veranstaltungen.
www.bagso.de
Bundesarbeitsgemeinschaft der Seniorenorganisationen e. V. (BAGSO)
Thomas-Mann-Str. 2–4
53111 Bonn
E-Mail kontakt@bagso.de
Telefon 0228 24 99 93 0

RECHTLICHE BETREUUNG

Für hilfebedürftige Familienangehörige, Freunde oder Bekannte kann die Einrichtung einer rechtlichen Betreuung nützlich sein. Jeder Bürger kann diese Unterstützung formlos schriftlich oder mündlich bei der zuständigen Betreuungsabteilung des Amtsgerichts anregen. Ein Richter prüft und entscheidet darüber. Der Link führt zu einem Formular, dem man entnehmen kann, welche Fragen Ihnen bei der Aufnahme Ihrer Anregung gegebenenfalls gestellt werden können. Es dient nur zur Orientierung. Zur Entscheidung über die Anregung benötigt das Gericht ein ärztliches Attest

oder Gutachten. Das Gericht gegebenenfalls einen Gutachter.
Formular: agbi.justiz.rlp.de/fileadmin/justiz/ Gerichte/Ordentliche_Gerichte/Oberlandes- gerichte/Koblenz/Zentrale_Seiten/Betreu- ung_und_Vorsorgevollmacht/Formular_Be- treuungsanregung-Stand_2016-12-02.pdf
www.rechtlichebetreuung.de

RECHTSDIENSTLEISTER VORSORGE

Das Online-Portal bietet Hilfe für rechtliche Aspekte der Vorsorge – von der Patienten- verfügung bis zur Vorsorgevollmacht. Das Internet-Tool ist leicht zu verstehen und einfach zu bedienen. Es entstehen persona- lisierte Vorsorgedokumente, die nicht viel kosten und auf individuelle Vorstellungen eingehen.
www.patientenverfuegungplus.de

MEDIZINISCHE VERSORGUNG

GEDÄCHTNISAMBULANZEN

Diese Datenbank liefert nach Postleitzah- len geordnet Adressen von Gedächtnis- sprechstunden, Gedächtnisambulanzen und sogenannten Memory-Kliniken. Diese Spezialambulanzen sind auf eine Früherken- nung spezialisiert. Vor allem bei unklaren Anzeichen lohnt ein Besuch dort, weil dann umfangreiche Diagnosen durchgeführt werden.
www.kompetenznetz-demenzen.de/Ge- dächtnisambulanzen

HAUSARZT FÜR HAUSBESUCHE

Hier hilft die Patientenberatung der regio- nalen Kassenärztlichen Vereinigung. Denn die KVB hat den gesetzlichen Auftrag, die wohnortnahe ambulante Versorgung sicher- zustellen. Für die regionalen Stellen einfach die Wörter »Kassenärztliche Vereinigung« plus den Wohnort in die Suchfunktion des Internetbrowsers eingeben.

ZAHNARZTSUCHE

Es gibt Zahnärzte, die sich auf die Zahnmedizin im Alter und auf das Themengebiet Demenz spezialisiert haben. Einige arbeiten sogar mobil. Die Zahnärztekammern der einzelnen Bundesländer informieren über solche Zahnärzte, die Hausbesuche machen, und geben Auskunft über spezialisierte Praxen. Dafür den Begriff »Zahnärztekammer« zusammen mit dem Bundesland in die Suchfunktion des Internets eingeben.

WEISSE LISTE

Als Wegweiser im Gesundheitswesen versteht sich die Weiße Liste. Sie hilft kosten- und werbefrei bei der Suche nach einem passenden Arzt oder Krankenhaus – unabhängig und leicht verständlich. Das Portal ist ein gemeinsames Projekt der Bertelsmann Stiftung und der Dachverbände der größten Patienten- und Verbraucherorganisationen. www.weisse-liste.de

UNERKANNTE SCHMERZEN

Es ist nicht einfach festzustellen, ob Menschen mit einer Demenzerkrankung Schmerzen leiden, denn sie verlieren oft die Fähigkeit, sich klar mitzuteilen. Für Profis gibt es jedoch Fragebögen, die es erleichtern, den Schmerz zu erfassen. Als Angehöriger kann man Ärzte und Pflegekräfte auf den sogenannten BESD Fragebogen hinweisen, falls man die Vermutung hegt, dass der Pflegebedürftige an unerkannten Schmerzen leidet.

www.ag-d.ch/fileadmin/user_upload/downloads/pdf/BESD_beurteilung_schmerzen_demenz.pdf

MEDIKAMENTENRATGEBER FÜR PFLEGENDE: DIE PRISCUS-LISTE

Diese Liste hat jeder Apotheker im Computer. Sie ist dazu da, die Arzneimitteltherapie für ältere Patienten sicherer zu machen. Denn sie hilft, ungeeignete Medikamente, Wechselwirkungen und Nebenwirkungen zu vermeiden. Sie stellt eine Art Sicherheitsgurt dar, der Ärzten helfen soll, Gesundheitsschäden durch Arzneimittel zu verhindern. Dahinter steht der Wunsch des Bundesministeriums für Gesundheit und des Sachverständigenrates, die Behandlung sicherer zu machen. Die Website bietet Therapiealternativen sowie Empfehlungen für die Praxis wie etwa Dosierungsvorschläge und Überwachungshinweise.

www.medikamente-im-alter.de/medikamente-im-alter/priscus-liste

Die Broschüre kann auf der Website auch per Klick bestellt werden.

FORTA-LISTE

Diese Liste von der Uni Heidelberg ist Pflichtlektüre für alle Mediziner, die sich mit älteren Menschen beschäftigen, denn sie hilft, Nebenwirkungen von Medikamenten zu vermeiden. Experten halten es für wichtig, dass diese Informationen nicht nur Geriatern zur Verfügung stehen, sondern auch Hausärzten. Wer bei seinem Angehörigen Nebenwirkungen von Medikamenten vermutet, kann diesen Link oder einen Ausdruck an den behandelnden Arzt weitergeben.

www.umm.uni-heidelberg.de/ag/forta/FORTA_Liste_2015_deutsche_Version.pdf

GUT AUFGEHOBEN BEI UNFÄLLEN UND KNO-CHENBRÜCHEN

Die Initiative AltersTraumaZentrum DGU®
wurde durch die Deutsche Gesellschaft für
Unfallchirurgie ins Leben gerufen. Die aus-
gewiesenen Zentren erhöhen die Sicherheit
und Qualität in der Versorgung älterer und
alter Patienten im Krankenhaus. Seit dem
Start der Initiative im Jahr 2014 sind rund
50 Zentren als AltersTraumaZentrum DGU®
in Deutschland und der Schweiz zertifiziert.
Weitere Zentren befinden sich in Vorbereitung. Es lohnt ein Klick auf die bunten
Punkte der Internetkarte, um ein in der
Nähe liegendes Krankenhaus zu finden, in
dem der Angehörige gut aufgehoben ist.
www.alterstraumazentrum-dgu.de

PROFESSIONELLE PFLEGE

PFLEGEHEIM FINDEN

Die Krankenkasse AOK bietet auf ihrer
Website einen sogenannten Pflege-Navi-
gator an, der über mehr als 13 000 Pflege-
heime informiert. Man kann in der eigenen
Region suchen und Kriterien angeben, die
einem wichtig sind, zum Beispiel besondere
Schwerpunkte in der Pflege.
www.aok.de/gp/ambulante-pflege/pflegena-
vigator

PAULA

Der Bundesverband der Betriebskranken-
kassen (BKK) bietet diese Pflegedatenbank
an. Pflegebedürftige und ihre Angehörigen
können ambulante Pflegedienste, Heime und
Hospize in ihrer Nähe nach Postleitzahlen
suchen. Per Mausklick erhalten Sie eine
Übersicht der Anbieter im Umkreis von bis
zu 100 Kilometern, inklusive Adressen und
Telefonnummern. Die Datenbank enthält

für jeden Pflegedienst eine Preisliste.
www.versicherungsseite.de/hilfreiche-pfle-
gedatenbank-paula-von-dem-bkk-bundes-
verband.html

WOHLFAHRTSVERBÄNDE

Die historisch gewachsenen, konfessionell,
humanitär oder weltanschaulich geprägten
Institutionen arbeiten oft als Träger von
Pflegediensten. Ihre Leistungen werden
zu über 90 Prozent aus staatlichen Mitteln
und Sozialversicherungen finanziert. Sie
bekommen auch Gelder aus der Pflegeversicherung. Unter ihrem Dach arbeitet eine
Vielzahl unterschiedlicher Organisationen.

ARBEITERWOHLFAHRT BUNDES-
VERBAND E. V.
Heinrich-Albertz-Haus
Blücherstr. 62–63
10961 Berlin
info@awo.org
www.awo.org
Telefon 030 263 09 0

BUNDESARBEITSGEMEINSCHAFT DER
FREIEN WOHLFAHRTSPFLEGE E. V.
Oranienburger Str. 13–14
10178 Berlin
www.bagfw.de
Telefon 030 240 89 0

DEUTSCHES ROTES KREUZ
Carstennstr. 58
12205 Berlin
www.drk.de
drk@drk.de
Telefon 030 854 04 0

DEUTSCHER PARITÄTISCHER WOHL-
FAHRTSVERBAND
Oranienburger Str. 13–14
10178 Berlin

info@paritaet.org
www.der-paritaetische.de/themen/gesund-
heit-teilhabe-und-pflege
Telefon 030 246 36 0

DEUTSCHER CARITASVERBAND
Karlstr. 40
79104 Freiburg
info@caritas.de
www.caritas.de
Telefon 0761 200 418

DIAKONIE DEUTSCHLAND
EVANGELISCHES WERK FÜR DIAKONIE
UND ENTWICKLUNG E.V.
Caroline-Michaels-Str. 1
10115 Berlin
diakonie@diakonie.de
www.diakonie.de
Telefon 030 83 001 0
Stafflenbergstr. 76
70010 Stuttgart
Telefon 0711 2159 0

URLAUB & PFLEGE

Der Verein Urlaub & Pflege e. V. wurde
1999 in Münster gegründet. Als gemeinnüt-
ziger Reiseveranstalter kümmert er sich um
Reisemöglichkeiten für Menschen mit Hilfs-
und Pflegebedarf, auch für Menschen mit
einer Demenzerkrankung.
http://urlaub-und-pflege.de/

PRIVATE PFLEGEBEGLEITER

Das Angebot dieser Internetplattform ist
nachbarschaftlich, unentgeltlich und offen.
Es soll vom Austausch, vom Geben und
Nehmen zwischen den pflegenden An-
gehörigen und den Pflegebegleiterinnen
und Pflegebegleitern getragen werden.
Das Projekt »Pflegebegleiter« wurde vom
Forschungsinstitut Geragogik (Witten) ent-

wickelt und erprobt. Es zielt auf die Begleitung pflegender Angehöriger durch speziell
ausgebildete Freiwillige. Dabei setzt es auf
vertrauensvolle Beziehungen – und nicht auf
Dienstleistungen.
www.pflegebegleiter.de

HELFER IN DER NÄHE

Pflegix ist ein Online-Marktplatz für Pflege,
Betreuung und Alltagshilfe. Die Plattform –
ein Start-up der Universität Witten Herde-
cke – sorgt dafür, dass Hilfe dort verfügbar
ist, wo sie gebraucht wird. Zum einen können Pflegende über die Plattform eingeben,
welche Hilfe sie wann und wo benötigen,
und von einer Auswahl an lokalen Helfern
und Angeboten wählen. Zum anderen
haben Helfer die Möglichkeit, ihre Dienstleistungen im Haushalt, in der Betreuung
und Begleitung oder, bei der entsprechenden Qualifikation, auch im Bereich Pflege
über die Plattform anzubieten und sich so
neue, attraktive Verdienstmöglichkeiten zu
erschließen. Die Hilfen sind bereits ab einer
Stunde buchbar und inklusive Versiche-
rungsschutz.
Pflegix
Alfred-Herrhausen-Str. 45
Witten 58455
https://pflegix.de/

WENN DIE ERINNERUNGEN SCHRECKLICH SIND

Die Zeit heilt nicht alle Wunden. Folgen
traumatischer Erfahrungen können auch im
Alter noch stark nachwirken. Die Website
bietet Informationen zum Einlesen in dieses
Problem. Sie wendet sich an betroffene ältere
Menschen ebenso wie an ihre Angehörigen. Weil traumatische Erfahrungen oft
unerkannt bleiben, erscheinen sie im Alter
als unerklärliche Störungen in Alltags-

situationen. Die Betroffenen geraten in Panik, die Angehörigen und Pflegekräfte reagieren verstört.
www.alterundtrauma.de

EROTIK UND KÖRPERLICHE LUST

Sexuelle Sehnsucht entsteht und existiert unabhängig von Alter oder Behinderung. Das Verlangen ist etwas Natürliches, aber der Zugang dazu oft erschwert. Menschen mit Demenz können sich jedoch oft nicht an die üblichen gesellschaftlichen Regeln halten. Doch haben sie ein sexuelles Selbstbestimmungsrecht: Sie besitzen das Recht zu entscheiden, ob und mit wem sie Sex haben möchten.

Was Sie als Angehörige oder Pflegekraft tun können und mit welchen Fragestellungen und Herausforderungen Sie sich gegebenenfalls konfrontiert sehen könnten, erklärt die Broschüre »Sexualität und Demenz«.
www.profamilia.de/themen/sexualitaet-und-aelterwerden/sexualitaet-und-demenz

Eine Übersicht über Anbieter von Körperlichkeit und Sexualbegleitung finden Interessierte auf der folgenden Website:
www.deva-bhusha.de/sexualbegleitung-vernetzt

HILFE FÜR KINDER

Speziell für Kinder, die in der Familie einen demenziell veränderten Menschen haben, entwickelte die Alzheimer Forschung Initiative e. V. eine Internetseite, die ihnen hilft, den Kranken zu verstehen. Hier erzählen die Kinder Katja und Max vom Leben mit ihrer demenzkranken Oma und Comics erklären, was die Alzheimer-Krankheit überhaupt ist und was sie mit dem Gehirn macht. Außerdem können Kinder Bilder und Geschichten von ihren eigenen Erlebnissen mit dem kranken Familienmitglied einsenden:
www.afi-kids.de
Für Jugendliche, die Alzheimer verstehen und helfen wollen, gibt es die Seite www.alzheimerandyou.de.

TECHNIK UND UMBAU

WEGWEISER TECHNIK

Gute Hightech-Produkte und Dienstleistungen können ein selbstbestimmtes Leben unterstützen, sind aber noch nicht flächendeckend bekannt. Das Bundesministerium für Bildung und Forschung (BMBF) hat daher den Ausbau dieses Portals, das unabhängige Informationen und einen Überblick über Beratungsstellen, an die man sich für eine persönliche Information wenden kann, bietet, gefördert.
www.wegweiserportal.de

FÖRDERUNG FÜR ALTERSGERECHTEN UMBAU

Die KfW (Kreditanstalt für Wiederaufbau) ist die weltweit größte nationale Förderbank und drittgrößte Bank Deutschlands. Als Anstalt öffentlichen Rechts gehört sie Bund und Ländern. Wer einen Kredit oder einen Zuschuss braucht, um in der Wohnung oder im Haus Barrieren zu reduzieren und die Sicherheit zu erhöhen, bekommt durch sie Hilfen. Voraussetzung: Der Umbau ermöglicht älteren Menschen einen möglichst langen Verbleib in der gewohnten Umgebung.
Telefon 0800 539 9002
Montag bis Freitag 08.00 bis 18.00 Uhr
www.kfw.de

BERATUNG FÜR UMBAUMASSNAHMEN

Die Bundesarbeitsgemeinschaft Wohnungsanpassung e. V. setzt sich für das selbstständige Wohnen älterer und behinderter Menschen in ihren eigenen Wohnungen ein. Die bestmögliche Anpassung an veränderte Fähigkeiten und Wohnwünsche durch Beratung steht im Mittelpunkt der Tätigkeit. Eine Übersicht der Beratungsstellen in der Nähe findet man auf der Website oder man wird telefonisch beraten.

Telefon 030 47 47 47 00

www.wohnungsanpassung-bag.de

PICTOGRAMME, DIE FÜR ORIENTIERUNG SORGEN

Große Symbole zum Beispiel für Küche, Klo und Bad erleichtern den Betroffenen das unabhängige Leben in ihrer Wohnung. Das Bundesministerium für Familie, Senioren, Frauen und Jugend hält auf seiner Info-Website gut erkennbare Symbole bereit, die man herunterladen und ausdrucken kann.

www.wegweiser-demenz.de

HÄUSLICHE PFLEGE, HYGIENE UND ERNÄHRUNG

Wenn der Arzt es verordnet, übernimmt die Krankenkasse zum Beispiel die Kosten für ein Pflegebett, einen Badewannenlift oder einen Duschsitz. Egal, ob man eine Gehhilfe, ein Inhalationsgerät, Inkontinenzeinlagen oder Elektrostimulationsmittel benötigt, ein Blick in die Listen dieser Website hilft weiter. Das sogenannte Hilfsmittelverzeichnis der gesetzlichen Krankenversicherungen listet alle Produkte auf, deren Kostenübernahme durch die Versicherungen möglich ist. Immerhin umfasst die Datenbank für allgemeine Hilfsmittel 33 Produktgruppen, die für Pflegehilfsmittel besteht aus weiteren sechs Produktgruppen.

https://hilfsmittel.gkv-spitzenverband.de/home.action

VERBRAUCHERBERATUNGSSTELLEN

Wenn jemand in der Familie pflegebedürftig wird, stehen die Angehörigen meistens vor einem Berg von individuellen Problemen. Verbraucherberatungsstellen informieren auch in diesen Fällen, geben Tipps und Orientierung. Wer beispielsweise wissen möchte, wie gut der Vertrag des ambulanten Pflegedienstes für ihn ist, kann ihn dort prüfen lassen.

www.verbraucherzentrale.de

REHA-INSTITUTIONEN

Pflegende Angehörige tragen ein erhöhtes Risiko zu erkranken, können ihren Angehörigen aber oft nicht allein lassen. Auf den Websites der folgenden Kliniken findet man gute Informationen zum Thema Reha und Demenz. Wer die Kosten einer solchen Rehabilitation trägt, hängt davon ab, ob man gesetzlich oder privat versichert ist, als Beamter Beihilfe bekommt, berufstätig ist oder eine Rente bezieht.

cts-reha-bw.de/vorsorge-fuer-angehoerige/reha-fuer-pflegende-angehoerige

PSYCHOLOGISCHE ONLINE-BERATUNG

Pflegende Angehörige leisten jeden Tag Großartiges, denn die Betreuung eines demenzkranken Menschen ist verantwortungsvoll und anstrengend. Sie kann pflegende Angehörige mit der Zeit an ihre Belastungsgrenzen führen. Das niedrigschwellige Angebot richtet sich an pflegende Angehörige, aber auch an Freunde, Bekannte und Nachbarn, die ältere Menschen pflegen. Hier hilft die Online-Beratung individuell, anonym, kostenfrei und datensicher.

www.pflegen-und-leben.de

HARN- UND STUHLINKONTINENZ

Diese Website informiert über Behandlungs-möglichkeiten für Frauen und Männer, falls Urin und Stuhl nicht mehr gehalten werden können. Es gibt nützliche Formulare und Broschüren sowie aktuelle Empfehlungen. Wer ein Kontinenz- und Beckenboden-zentrum, eine ärztliche Beratungsstelle, eine Rehaklinik oder eine Kontinenz-Selbsthilfe-gruppe sucht, wird hier mit regionalen Adressen fündig.
www.kontinenz-gesellschaft.de

ESSEN BEI SCHLUCKSTÖRUNGEN

Wer eine Fachkraft für die Behandlung von Schluckstörungen sucht, braucht einen Logopäden. Wo sich die nächste Praxis befindet, kann man hier online recherchieren.
www.dbl-ev.de/service/logopaedensuche.
projekt

VERSAND VON LEBENSMITTELN BEI SCHLUCK-STÖRUNGEN

Pürierte Fertiggerichte mit hoher Nährstoff-dichte sind angenehm zu essen und tragen dazu bei, eine mögliche Mangelernährung zu verhindern.
www.chefsculinar.de/kau-und-schluckstoe-rung-19896.htm
www.nutricia.de/ernaehrung-fuer-erwach-sene/krankheit/schluckstoerungen/einfueh-rung

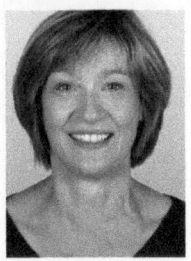

DIE AUTORIN

Elisabeth Lange hat Ernährungswissen-schaften studiert und viele Jahre als Redak-teurin bei einer großen Frauenzeitschrift gearbeitet. Heute lebt sie als Buchautorin in Kiel und liebt es, aktuelle Forschung mit Praxiswissen zu verknüpfen. Nach einer Reihe von Bestsellern zum Thema gesunde Ernährung schreibt sie in diesem Ratge-ber über die Pflege von Menschen, die an Demenz erkrankt sind. Warum? Weil sie als Ernährungsexpertin immer wieder gefragt wurde, ob man eine Demenz nicht mit gesunder Ernährung aufhalten könnte. Es waren zumeist Pflegende auf der Suche nach praktischem Know-how für ihren anstren-genden Alltag. In der eigenen Familie be-troffen, begann sie zu recherchieren: »Wohin wende ich mich, wer kann mir helfen, wie lerne ich gutes Pflegen?«

SACHREGISTER

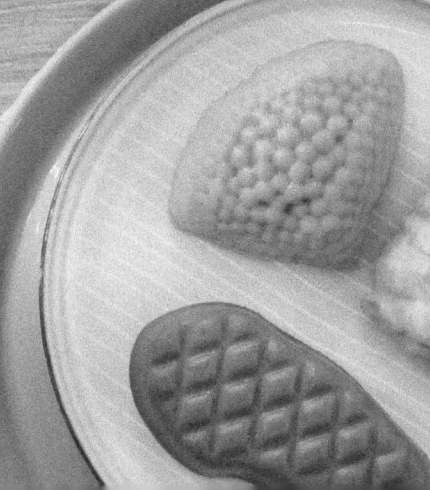

IMPRESSUM

© 2022 GRÄFE UND UNZER VERLAG GmbH, München
Alle Rechte vorbehalten. Nachdruck, auch auszugsweise, sowie Verbreitung durch Bild, Funk, Fernsehen und Internet, durch fotomechanische Wiedergabe, Tonträger und Datenverarbeitungssysteme jeder Art nur mit schriftlicher Genehmigung des Verlages.

Projektleitung:
Simone Kohl

Lektorat: Dr. Diane Zilliges

Bildredaktion:
Nele Schneidewind

Umschlaggestaltung und Layout: independent Medien-Design, Horst Moser, München

Layoutmodifikation: Stefanie Wawer

Herstellung: Susanne Fuhrmann

Satz: L42 AG, Berlin

Reproduktion: Longo AG, Bozen

Druck und Bindung:
GGP Media GmbH

ISBN 978-3-8338-8721-5
1. Auflage 2022, Vollständige Taschenbuchausgabe

BILDNACHWEIS

Getty Images: S. 6, 24, 42, 78, 108, 160, Klappe vorne innen; iStock: S. 4, 66, 126, Klappe hinten innen; plainpicture: Cover; Stocksy: S. 140
Infografik: Nadia Gasmi
Syndication: www.seasons.agency

WICHTIGER HINWEIS

Die Gedanken, Methoden und Anregungen in diesem Buch stellen die Meinung bzw. Erfahrung der Verfasserin dar. Sie wurden von der Autorin nach bestem Wissen erstellt und mit größtmöglicher Sorgfalt geprüft. Sie bieten jedoch keinen Ersatz für persönlichen kompetenten medizinischen Rat. Jede Leserin, jeder Leser ist für das eigene Tun und Lassen auch weiterhin selbst verantwortlich. Weder Autorin noch Verlag können für eventuelle Nachteile oder Schäden, die aus den im Buch gegebenen praktischen Hinweisen resultieren, eine Haftung übernehmen.
Die GU-Homepage finden Sie unter www.gu.de

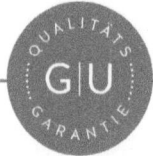

LIEBE LESERINNEN UND LESER,
wir wollen Ihnen mit diesem Buch Informationen und Anregungen geben, um Ihnen das Leben zu erleichtern oder Sie zu inspirieren, Neues auszuprobieren. Wir achten bei der Erstellung unserer Bücher auf Aktualität und stellen höchste Ansprüche an Inhalt und Gestaltung. Alle Anleitungen und Rezepte werden von unseren Autoren, jeweils Experten auf ihren Gebieten, gewissenhaft erstellt und von unseren Redakteur*innen mit größter Sorgfalt ausgewählt und geprüft.
Haben wir Ihre Erwartungen erfüllt? Sind Sie mit diesem Buch und seinen Inhalten zufrieden? Wir freuen uns auf Ihre Rückmeldung. Und wir freuen uns, wenn Sie diesen Titel weiterempfehlen, in Ihrem Freundeskreis oder bei Ihrem Online-Kauf.
Sollten wir Ihre Erwartungen so gar nicht erfüllt haben, tauschen wir Ihnen Ihr Buch jederzeit gegen ein gleichwertiges zum gleichen oder ähnlichen Thema um.

KONTAKT ZUM LESERSERVICE
GRÄFE UND UNZER VERLAG
Grillparzerstraße 12
81675 München
www.gu.de

 www.facebook.com/gu.verlag

GRÄFE UND UNZER
Ein Unternehmen der
GANSKE VERLAGSGRUPPE